# GUKE JIBING
## ZHENDUAN YU CHULI

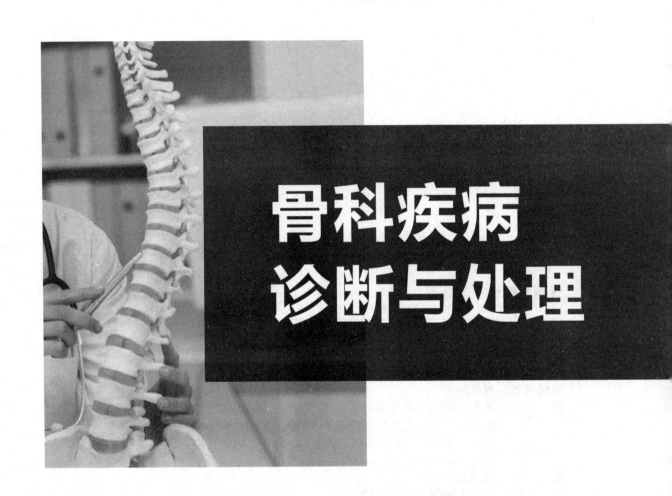

# 骨科疾病
# 诊断与处理

主编 宋敬锋 韩凌翔 吴亚鹏 刘艳兵 俞凤英 尚奎大

黑龙江科学技术出版社

**图书在版编目（CIP）数据**

骨科疾病诊断与处理 / 宋敬锋等主编. --哈尔滨：
黑龙江科学技术出版社, 2018.2
ISBN 978-7-5388-9725-8

Ⅰ.①骨… Ⅱ.①宋… Ⅲ.①骨疾病—诊疗 Ⅳ.
①R68

中国版本图书馆CIP数据核字(2018)第114755号

**骨科疾病诊断与处理**
GUKE JIBING ZHENDUAN YU CHULI

| | |
|---|---|
| 主　　编 | 宋敬锋　韩凌翔　吴亚鹏　刘艳兵　俞凤英　尚奎大 |
| 副 主 编 | 杜顺雷　刘　丹　刘安民　李保杰 |
| 责任编辑 | 李欣育 |
| 装帧设计 | 雅卓图书 |
| 出　　版 | 黑龙江科学技术出版社 |
| | 地址：哈尔滨市南岗区公安街70-2号　邮编：150001 |
| | 电话：（0451）53642106　传真：（0451）53642143 |
| | 网址：www.lkcbs.cn　www.lkpub.cn |
| 发　　行 | 全国新华书店 |
| 印　　刷 | 济南大地图文快印有限公司 |
| 开　　本 | 880 mm × 1 230 mm　1/16 |
| 印　　张 | 8 |
| 字　　数 | 249 千字 |
| 版　　次 | 2018年2月第1版 |
| 印　　次 | 2018年2月第1次印刷 |
| 书　　号 | ISBN 978-7-5388-9725-8 |
| 定　　价 | 88.00元 |

# 前　言

　　近年来，骨科学的理论和技术已取得了前所未有的发展，对指导诊断、治疗骨科疾病发挥了重要作用。同时，由于国际、国内同行之间交流的不断增进，许多新技术和新方法在临床上得到了推广和应用，极大地推动了现代骨科诊断和治疗水平的提高与发展，本书正是在这样的背景下编写而成的。

　　本书首先简单介绍了骨科诊断基础、手术原理及技术进展、术前准备与术后处理等基础知识，然后详细讲述了骨科各类常见疾病的诊治，内容丰富，资料新颖，图表清晰，科学实用，适于各级医院骨科医师、进修医师及医学院校师生参考阅读。

　　鉴于医学的飞速发展，随着时间的推移，本书一定存在知识滞后、需要更新的地方，望广大读者取其精华、弃其糟粕。由于参编人数较多，文笔不尽一致，加上编者时间和篇幅有限，书中不足之处在所难免，望广大读者提出宝贵意见和建议，以便日臻完善。

编　者

2018 年 2 月

# 目 录

第一章　骨科诊断基础 ················································································ 1
　　第一节　骨科体格检查 ········································································· 1
　　第二节　骨科相关实验室检查 ······························································ 10
　　第三节　骨科相关影像学检查 ······························································ 14
第二章　骨科手术原理及技术进展 ································································ 20
　　第一节　骨科手术微创化 ····································································· 20
　　第二节　骨科手术个体化 ····································································· 23
　　第三节　骨科手术智能化 ····································································· 24
第三章　术前准备与术后处理 ······································································ 26
　　第一节　术前准备 ·············································································· 26
　　第二节　手术后处理 ··········································································· 29
　　第三节　术后康复 ·············································································· 33
第四章　骨折的早期并发症 ·········································································· 40
　　第一节　创伤性休克 ··········································································· 40
　　第二节　感染 ··················································································· 47
　　第三节　脂肪栓塞综合征 ····································································· 48
　　第四节　骨筋膜室综合征 ····································································· 49
　　第五节　挤压综合征 ··········································································· 51
　　第六节　急性呼吸窘迫综合征 ······························································ 52
　　第七节　弥散性血管内凝血 ·································································· 56
　　第八节　下肢深静脉血栓形成与肺栓塞 ··················································· 61
　　第九节　气性坏疽 ·············································································· 65
　　第十节　坠积性肺炎与压疮 ·································································· 67
第五章　非化脓性关节炎 ············································································ 69
　　第一节　类风湿关节炎 ········································································ 69
　　第二节　手部类风湿关节炎 ·································································· 76
　　第三节　强直性脊柱炎 ········································································ 81
　　第四节　血友病性关节炎 ····································································· 89
　　第五节　银屑病性关节炎 ····································································· 91
　　第六节　Reiter 综合征 ········································································ 95
　　第七节　痛风性关节炎 ········································································ 98
第六章　良性骨肿瘤 ················································································· 105
　　第一节　骨瘤 ··················································································· 105
　　第二节　骨样骨瘤 ············································································· 106
　　第三节　骨母细胞瘤 ··········································································· 108

第四节　骨软骨瘤 ………………………………………………………………………… 109

第五节　软骨瘤 …………………………………………………………………………… 109

第六节　骨巨细胞瘤 ……………………………………………………………………… 111

**第七章　恶性骨肿瘤** ……………………………………………………………………… 113

第一节　骨肉瘤 …………………………………………………………………………… 113

第二节　软骨肉瘤 ………………………………………………………………………… 116

第三节　纤维肉瘤 ………………………………………………………………………… 123

第四节　骨髓瘤 …………………………………………………………………………… 124

**参考文献** …………………………………………………………………………………… 126

## 第一章

# 骨科诊断基础

## 第一节 骨科体格检查

### 一、基本原则

#### (一) 全身状况

人体作为一个整体,不能只注意检查局部而忽略了整体及全身情况。尤其是多发创伤患者往往骨折、脱位、伤口出血表现得比较明显。如果只注意局部骨折、脱位情况,而忽略了内出血、胸、腹、颅内等情况,就会造成漏诊。所以一定要注意外伤患者的生命体征,争取时间而不至于延误病情,做到准确及时地诊断和处理。

#### (二) 检查顺序

一般先进行全身检查,然后再重点进行局部检查,但不一定系统进行,也可先检查有关的重要部分。既注意局部症状、体征明显的部位,又不放过全身其他部位的病变或其他有意义的变化,如膝关节的疼痛可能来自腰骶的疾病。膝、髋关节的窦道可能来自腰椎等。检查者对每一部位要建立一套完整的检查程序和顺序,从而避免遗漏一些资料。

一般按视诊、触诊、动诊、量诊顺序进行。

(1) 先健侧后患侧:有健侧做对照,可发现患侧的异常。

(2) 先健处后患处:否则由于检查引起疼痛,易使患者产生保护性反应,难以准确判定病变的部位及范围。

(3) 先主动后被动:先让患者自己活动患肢,以了解其活动范围、受限程度、痛点等,然后再由医生做被动检查。反之,则因被动检查引起的疼痛、不适会影响检查结果的准确性。

#### (三) 充分暴露、两侧对比

检查室温度要适宜,光线充足。充分暴露检查的部位是为了全面了解病变的情况,也便于两侧对比。两侧对比要有确切的两侧同一的解剖标志,对患者进行比较性检查,如长度、宽度、周径、活动度、步态等。

#### (四) 全面、反复、轻柔、到位、多体位

(1) 全面:不可忽视全身检查,不能放过任何异常体征,有助于诊断以防止漏诊。

(2) 反复:每一次主动、被动或对抗运动等检查都应重复几次以明确症状有无加重或减轻,及时发现新症状和体征。尤其对于神经系统定位,应反复检查。

(3) 轻柔:检查操作时动作要轻柔,尽量不给患者增加痛苦。

(4) 到位:检查关节活动范围时,主动或被动活动都应达到最大限度。检查肌力时肌肉收缩应至少5s,以明确有无肌力减弱。

(5) 多体位检查:包括站立、行走、坐位、仰卧、俯卧、侧卧、截石位等姿势。特殊检查可采取

特殊体位。

### （五）综合分析

物理学检查只是一种诊断方法，必须结合病史、辅助检查及化验等获得的各种信息，综合分析，才能得出正确诊断。任何疾病在发展过程中，其症状和体征也会随之发生变化。同一疾病在不同阶段有不同的症状和体征。同一症状和体征在不同阶段其表现和意义也各不相同。必须综合考虑病史、物理检查、辅助检查综合做出诊断。

## 二、基本内容

### （一）视诊

观察步态有无异常，患部皮肤有无创面、窦道、瘢痕、静脉曲张及色泽异常，脊柱有无侧凸、前后凸，肢体有无畸形，肌肉有无肥大和萎缩，软组织有无肿胀及肿物，与健侧相应部位是否对称等。

### （二）触诊

（1）检查病变的部位、范围，肿物的大小、硬度、活动度、压痛，皮肤感觉及温度等。

（2）检查压痛时，应先让被检查者指明疼痛部位及范围，检查者用手从病变外周向中央逐步触诊。应先轻后重、由浅入深，注意压痛部位、范围、深浅程度、有无放射痛等，并注意患者的表情和反应。

（3）有无异常感觉如骨擦感、骨擦音、皮下捻发感、肌腱弹响等。

（4）各骨性标志有无异常，检查脊柱有无侧凸可用棘突滑动触诊法。

### （三）叩诊

主要检查有无叩击痛。为明确骨折、脊柱病变或做反射检查时常用叩诊，如四肢骨折时常有纵向叩击痛；脊柱病变常有棘突叩痛；神经干叩击征（Tinel 征）即叩击损伤神经的近端时其末端出现疼痛，并逐渐向远端推移，表示神经再生现象。

### （四）动诊

动诊包括检查主动运动、被动运动和异常活动情况，并注意分析活动与疼痛的关系。注意检查关节的活动范围和肌肉的收缩力。先观察患者的主动活动，再进行被动检查。当神经麻痹或肌腱断裂时，关节均不能主动活动，但可以被动活动。当关节强直、僵硬或有肌痉挛、皮肤瘢痕挛缩时，则主动和被动活动均受限。异常活动包括以下几种情况：①关节强直，运动功能完全丧失。②关节运动范围减小，见于肌肉痉挛或与关节相关联的软组织挛缩。③关节运动范围超常，见于关节囊破坏，关节囊及支持韧带过度松弛和断裂。④假关节活动，见于肢体骨折不愈合或骨缺损。

### （五）量诊

根据检查原则测量肢体长度、周径、关节的活动范围、肌力和感觉障碍的范围。

1. 肢体长度测量　测量时患肢和健肢必须放在对称位置，以相同的解剖标志为起止点，双侧对比测量。

（1）上肢长度：肩峰至桡骨茎突或肩峰至中指尖。

（2）上臂长度：肩峰至肱骨外上髁。

（3）前臂长度：肱骨外上髁至桡骨茎突或尺骨鹰嘴至尺骨茎突。

（4）下肢长度：绝对长度测量自髂前上棘至内踝尖；相对长度测量自肚脐至内踝尖。

（5）大腿长度：白转子至膝关节外侧间隙。

（6）小腿长度：膝关节内侧间隙至内踝下缘，或外侧间隙至外踝下缘。

2. 肢体周径测量　如下所述：

（1）上肢周径：通常测两侧肱二头肌腹周径。

（2）大腿周径：通常在髌骨上 10cm 或 15cm 处测量。

（3）小腿周径：通常测腓肠肌腹周径。

3. 关节活动范围测量　用量角器较准确地测量，采用目前国际通用的中立位作为0°的记录方法。以关节中立位为0°，测量各方向的活动度。记录方法：四肢关节可记为0°（伸）=150°（屈），数字代表屈伸角度，两数之差代表活动范围，"="代表活动方向。脊柱活动范围记录如图1-1。

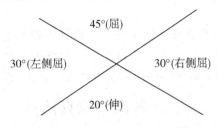

图1-1　脊柱活动范围记录法

## （六）神经系统检查

1. 肌张力检查　肌张力指肌肉松弛状态下做被动运动时检查者所遇到的阻力。肌张力降低可见于下运动神经元病变及肌源性病变等。肌张力增高见于锥体束病变和锥体外系病变，前者表现为痉挛性肌张力增高，即上肢的屈肌及下肢的伸肌肌张力增高明显，开始做被动运动时阻力较大，然后迅速减小，称折刀样肌张力增高；后者表现为强直性肌张力增高，即伸肌和屈肌的肌张力均增高，做被动运动时向各个方向的阻力是均匀一致的，亦称铅管样肌张力增高（不伴震颤），如伴有震颤则出现规律而断续的停顿，称齿轮样肌张力增高。

2. 肌力检查　需要结合视诊、触诊和动诊来了解随意运动肌的功能状态。许多疾病使某一肌肉或一条运动神经支配的肌群发生不同程度的肌力减弱。根据抗引力或阻力的程度可将肌力分级（表1-1）。

表1-1　肌力测定的分级（Code六级分法）

| 级别 | 运动 |
| --- | --- |
| 0级 | 肌力完全消失，无活动 |
| Ⅰ级 | 肌肉能收缩，但无关节活动 |
| Ⅱ级 | 肌肉能收缩，关节稍有活动，但不能对抗重力 |
| Ⅲ级 | 能对抗肢体重力使关节活动，但不能对抗外来阻力 |
| Ⅳ级 | 能对抗外来阻力使关节活动，但肌力较弱 |
| Ⅴ级 | 肌力正常 |

3. 感觉检查　一般只检查痛觉及触觉，必要时还要检查温觉、位置觉、两点辨别觉等。常用棉花测触觉；用注射针头测痛觉；用分别盛有冷热水的试管测温度觉，用以了解神经病损的部位和程度，并可观察疾病的发展情况和治疗结果。

4. 反射检查　应在肌肉放松体位下进行，两侧对比，检查特定反射。常用的有以下几种：

（1）深反射：肱二头肌（腱）反射（$C_{5\sim6}$，肌皮神经），肱三头肌（腱）反射（$C_{6\sim7}$，桡神经），桡反射（$C_{5\sim6}$，桡神经），膝（腱）反射（$L_{2\sim4}$，股神经），踝反射或跟腱反射（$S_{1\sim2}$，胫神经）。深反射减弱或消失表示反射弧抑制或中断；深反射亢进通常由上运动神经元病变所致，如锥体束病损，致脊髓反射弧的抑制释放；深反射对称性改变不一定是神经系统病损所致，而不对称性改变则是神经系统病损的重要体征；髌阵挛和踝阵挛是腱反射亢进的表现，在锥体束损害时出现。

（2）浅反射：腹壁反射，上方（$T_{7\sim8}$），中部（$T_{9\sim10}$），下方（$T_{11\sim12}$）；提睾反射（$L_{1\sim2}$）；跖反射（$S_{1\sim2}$）；肛门反射（$S_{4\sim5}$）；球海绵体反射。

（3）病理反射：一般在中枢神经系统受损时出现，主要是锥体束受损，对脊髓的抑制作用丧失而出现的异常反射。常见的有：Hoffmann征；Babinski征；Chaddock征；Oppenheim征；Gordon征；Rossolimo征。

5. 自主神经检查　又称植物神经检查。

（1）皮肤、毛发、指甲营养状态：自主神经损害时，表现为皮肤粗糙、失去正常的光泽、表皮脱落、发凉、无汗；毛发脱落；指（趾）甲增厚、失去光泽、易裂。此外，可显示血管舒缩变化：毛细血管充盈迟缓。

（2）皮肤划痕试验：用光滑小木签在皮肤上划线，数秒后如果出现先白后红的条纹，为正常。若划后出现白色线条并持续时间较长，超过5min，则提示有交感神经兴奋性增高。如红色条纹持续时间较长，而且逐渐增宽甚至隆起，提示副交感神经兴奋增高或交感神经麻痹。

# 三、各部位检查法

## （一）脊柱检查

脊柱由7个颈椎、12个胸椎、5个腰椎、5个骶椎、4个尾椎构成。常见的脊柱疾病多发生于颈椎和腰椎。

1. 视诊　脊柱居体轴的中央，并有颈、胸、腰段的生理弯曲。先观察脊柱的生理弧度是否正常，检查棘突连线是否在一条直线上。正常人第7颈椎棘突最突出。如有异常的前凸、后凸和侧凸则应记明其方向和部位。脊柱侧凸如继发于神经纤维瘤病，则皮肤上常可见到咖啡斑，为该病的诊断依据之一。腰骶部如有丛毛或膨出是脊椎裂的表现。常见的脊柱畸形有：角状后凸（结核、肿瘤、骨折等），圆弧状后凸（强直性脊柱炎、青年圆背等），侧凸（特发性脊柱侧凸、先天性脊柱侧凸、椎间盘突出症等）。还应观察患者的姿势和步态。腰扭伤或腰椎结核的患者常以双手扶腰行走；腰椎间盘突出症的患者，行走时身体常向前侧方倾斜。

2. 触诊　颈椎从枕骨结节向下，第一个触及的是第2颈椎棘突。颈前屈时第7颈椎棘突最明显，故又称隆椎。两肩胛下角连线，通过第7胸椎棘突，约平第8胸椎椎体。两髂嵴最高点连线通过第4腰椎棘突或第4～5腰椎椎体间隙，常依此确定胸腰椎位置。棘突上压痛常见于棘上韧带损伤、棘突骨折；棘间韧带压痛常见于棘间韧带损伤；腰背肌压痛常见于腰肌劳损；腰部肌肉痉挛常是腰椎结核、急性腰扭伤及腰椎滑脱等的保护性现象。

3. 叩诊　脊柱疾患如结核、肿瘤、脊柱炎，以手指（或握拳）、叩诊锤叩打局部时可出现深部疼痛，而压痛不明显或较轻。这可与浅部韧带损伤进行区别。

4. 动诊和量诊　脊柱中立位是身体直立，目视前方。颈段活动范围：前屈后伸均45°，侧屈45°。腰段活动：前屈45°，后伸20°，侧屈30°。腰椎间盘突出症患者，脊柱侧屈及前屈受限；脊椎结核或强直性脊柱炎的患者脊柱的各个方向活动均受限制，失去正常的运动曲线。腰椎管狭窄症的患者主观症状多而客观体征较少，脊柱后伸多受限。

5. 特殊检查　如下所述：

（1）Eaton试验：患者坐位，检查者一手将患者头部推向健侧，另一手握住患者腕部向外下牵引，如出现患肢疼痛、麻木感为阳性。见于颈椎病。

（2）Spurling试验：患者端坐，头后仰并偏向患侧，术者用手掌在其头顶加压，出现颈痛并向患手放射为阳性，颈椎病时，可出现此征。

（3）幼儿脊柱活动检查法：患儿俯卧，检查者双手抓住患儿双踝上提，如有椎旁肌痉挛，则脊柱生理前凸消失，呈板样强直为阳性，常见于脊柱结核患儿。

（4）拾物试验：在地上放一物品，嘱患儿去拾，如骶棘肌有痉挛，患儿拾物时只能屈曲两侧膝、髋关节而不能弯腰，多见于下胸椎及腰椎病变。

（5）髋关节过伸试验（yedman sign）：患者俯卧，检查者一手压在患者骶部，一手将患侧膝关节屈至90°，握住踝部，向上提起，使髋过伸，此时必扭动骶髂关节，如有疼痛即为阳性。此试验可同时检查髋关节及骶髂关节的病变。

（6）骶髂关节扭转试验（gaenslen sign）：患者仰卧，屈健侧髋、膝，让患者抱住；病侧大腿垂于床缘外。检查者一手按健侧膝，一手压病侧膝，出现骶髂关节痛者为阳性，说明腰骶关节有病变。

（7）腰骶关节过伸试验（naoholos sign）：患者俯卧，检查者的前臂插在患者两大腿的前侧，另一手压住腰部，将患者大腿向上抬，若骶髂关节有病，即有疼痛。

（8）Addison征：患者坐位，昂首转向患侧，深吸气后屏气，检查者一手抵患侧下颌，给以阻力，一手摸患侧桡动脉。动脉搏动减弱或消失，则为阳性，表示血管受挤压，常见于前斜角肌综合征等。

（9）直腿抬高试验：患者仰卧，检查者一手托患者足跟，另一手保持膝关节伸直，缓慢抬高患肢，如在60°范围之内即出现坐骨神经的放射痛，称为直腿抬高试验阳性。在直腿抬高试验阳性时，缓慢放低患肢高度，待放射痛消失后，再将踝关节被动背屈，如再度出现放射痛，则称为直腿抬高加强试验（Bragard征）阳性。

（10）股神经牵拉试验：患者俯卧、屈膝，检查者将其小腿上提或尽力屈膝，出现大腿前侧放射性疼痛者为阳性，见于股神经受压，多为腰3~4椎间盘突出症。

## （二）肩部检查

肩关节也称盂肱关节，是全身最灵活的关节。它由肩胛骨的关节盂和肱骨头构成。由于肱骨头大而关节盂浅，因而其既灵活又缺乏稳定性，是肩关节易脱位的原因之一。肩部的运动很少是由肩关节单独进行的，常常是肩关节、肩锁关节、胸锁关节及肩胛骨－胸壁连接均参与的复合运动，因此检查肩部活动时需兼顾各方面。

1. 视诊　肩的正常外形呈圆弧形，两侧对称。三角肌萎缩或肩关节脱位后弧度变平，称为"方肩"。先天性高肩胛患者患侧明显高于健侧。斜方肌瘫痪表现为垂肩，肩胛骨内上角稍升高。前锯肌瘫痪向前平举上肢时表现为翼状肩胛。

2. 触诊　锁骨位置表浅，全长均可触到。喙突尖在锁骨下方肱骨头内侧，与肩峰和肱骨大结节形成肩等边三角称为肩三角。骨折、脱位时此三角有异常改变。

3. 动诊和量诊　检查肩关节活动范围时，须先将肩胛骨下角固定，以鉴别是盂肱关节的单独活动还是包括其他两个关节的广义的肩关节活动。肩关节的运动包括内收、外展、前屈、后伸、内旋和外旋。肩关节中立位为上臂下垂屈肘90°，前臂指向前。正常活动范围：外展80°~90°，内收20°~40°，前屈70°~90°，后伸40°，内旋45°~70°，外旋45°~60°。

肩外展超过90°时称为上举（160°~180°），须有肱骨和肩胛骨共同参与才能完成。如为肩周炎仅外展、外旋明显受限；关节炎则各个方向运动均受限。

4. 特殊检查　如下所述：

（1）Dugas征：正常人将手搭在对侧肩上，肘部能贴近胸壁。肩关节前脱位时肘部内收受限，伤侧的手搭在对侧肩上，肘部则不能贴近胸壁，或肘部贴近胸部时，则手搭不到对侧肩，此为Dugas征阳性。

（2）痛弧：冈上肌腱有病损时，在肩外展60°~120°有疼痛，因为在此范围内肌腱与肩峰下面摩擦、撞击，此范围以外则无疼痛。常用于肩周炎的检查判定。

## （三）肘部检查

肘关节包括肱尺关节、肱桡关节、上尺桡关节3个关节。除具有屈伸活动功能外，还有前臂的旋转功能。

1. 视诊　正常肘关节完全伸直时，肱骨内、外上髁和尺骨鹰嘴在一直线上；肘关节完全屈曲时，这3个骨突构成一等腰三角形（称肘后三角）。肘关节脱位时，三点关系发生改变；肱骨髁上骨折时，此三点关系不变。前臂充分旋后时，上臂与前臂之间有10°~15°外翻角，又称提携角。该角度减小时称为肘内翻，增大时称为肘外翻。肘关节伸直时，鹰嘴的桡侧有一小凹陷，为肱桡关节的部位。桡骨头骨折或肘关节肿胀时此凹陷消失，并有压痛。桡骨头脱位在此部位可见到异常骨突，旋转前臂时可触到突出的桡骨头转动。肘关节积液或积血时，患者屈肘从后面观察，可见鹰嘴之上肱三头肌腱的两侧胀满。肿胀严重者，如化脓性或结核性关节炎时，肘关节成梭形。

2. 触诊　肱骨干可在肱二头肌与肱三头肌之间触知。肱骨内、外上髁和尺骨鹰嘴位置表浅容易触知。肘部慢性劳损常见的部位在肱骨内、外上髁处。外上髁处为伸肌总腱的起点，肱骨外上髁炎时，局部明显压痛。

3. 动诊和量诊　肘关节屈伸运动通常以完全伸直为中立位 0°。活动范围：屈曲 135°～150°，伸 0°，可有 5°～10°过伸。肘关节的屈伸活动幅度，取决于关节面的角度和周围软组织的制约。在肘关节完全伸直位时，因侧副韧带被拉紧，不可能有侧方运动，如果出现异常的侧方运动，则提示侧副韧带断裂或内、外上髁骨折。

4. 特殊检查　Mills 征：患者肘部伸直，腕部屈曲，将前臂旋前时，肱骨外上髁处疼痛为阳性，常见于肱骨外上髁炎，或称网球肘。

### （四）腕部检查

腕关节是前臂与手之间的移行区，包括桡尺骨远端、腕骨掌骨基底、桡腕关节、腕中关节、腕掌关节及有关的软组织。前臂的肌腱及腱鞘均经过腕部。这些结构被坚实的深筋膜包被，与腕骨保持密切的联系，使腕部保持有力并容许广泛的运动以适应手的多种复杂功能。

1. 视诊　微屈腕时，腕前区有 2～3 条腕前皮肤横纹。用力屈腕时，由于肌腱收缩，掌侧有 3 条明显的纵行皮肤隆起，中央为掌长肌腱，桡侧为桡侧腕屈肌腱，尺侧为尺侧腕屈肌腱。桡侧腕屈肌腱的外侧是扪桡动脉的常用位置，皮下脂肪少的人可见桡动脉搏动。解剖学"鼻烟窝"是腕背侧的明显标志，它由拇长展肌和拇短伸肌腱、拇长伸肌腱围成，其底由舟骨、大多角骨、桡骨茎突和桡侧腕长、短伸肌组成。其深部是舟骨，舟骨骨折时该窝肿胀。腕关节结核和类风湿关节炎表现为全关节肿胀。腕背皮下半球形肿物多为腱鞘囊肿。月骨脱位后腕背或掌侧肿胀，握拳时可见第 3 掌骨头向近侧回缩（正常时较突出）。

2. 触诊　舟骨骨折时"鼻烟窝"有压痛。正常时桡骨茎突比尺骨茎突低 1cm，当桡骨远端骨折时这种关系有改变。腱鞘囊肿常发生于手腕背部，为圆形、质韧、囊性感明显的肿物。疑有舟骨或月骨病变时，让患者半握拳尺偏，叩击第 3 掌骨头时腕部近中线处疼痛。

3. 动诊和量诊　通常以第 3 掌骨与前臂纵轴成一直线为腕关节中立位 0°。正常活动范围：背屈 35°～60°，掌屈 50°～60°，桡偏 25°～30°，尺偏 30°～40°。腕关节的正常运动对手的活动有重要意义，因而其功能障碍有可能影响到手的功能，利用合掌法容易查出其轻微异常。

4. 特殊检查　如下所述：

（1）Finkelstein 试验：患者拇指握于掌心，使腕关节被动尺偏，桡骨茎突处疼痛为阳性。为桡骨茎突狭窄性腱鞘炎的典型体征。

（2）腕关节尺侧挤压试验：腕关节中立位，使之被动向尺侧偏并挤压，下尺桡关节疼痛为阳性。多见于腕三角软骨损伤或尺骨茎突骨折。

### （五）手部检查

手是人类劳动的器官，它具有复杂而重要的功能，由 5 个掌骨和 14 个指骨组成。人类的拇指具有对掌功能是区别于其他哺乳动物的重要特征。

1. 视诊　常见的畸形有并指、多指、巨指（多由脂肪瘤、淋巴瘤、血管瘤引起）等。钮孔畸形见于手指近侧指间关节背面中央腱束断裂；鹅颈畸形是因手内在肌萎缩或作用过强所致；爪形手是前臂肌群缺血性挛缩的结果；梭形指多为结核、内生软骨瘤或指间关节损伤。类风湿关节炎呈双侧多发性掌指、指间和腕关节肿大，晚期掌指关节尺偏。

2. 触诊　指骨、掌骨均可触到。手部瘢痕检查需配合动诊，观察是否与肌腱、神经粘连。

3. 动诊和量诊　手指各关节完全伸直为中立位 0°。活动范围掌指关节屈 60°～90°，伸 0°，过伸 20°；近侧指间关节屈 90°，伸 0°，远侧指间关节屈 60°～90°，伸 0°。手的休息位是手休息时所处的自然静止的姿势，即腕关节背屈 10°～15°，示指至小指呈半握拳状，拇指部分外展，拇指尖接近示指远侧指间关节。手的功能位：腕背屈 20°～35°，拇指外展、对掌，其他手指略分开，掌指关节及近侧指间关节半屈曲，而远侧指间关节微屈曲，相当于握小球的体位。该体位使手能根据不同需要迅速做出不同的动作，发挥其功能，外伤后的功能位固定即以此为标准。

手指常发生屈肌腱鞘炎，屈伸患指可听到弹响，称为弹响指或扳机指。

### （六）骨盆和髋部检查

髋关节是人体最大、最稳定的关节之一，属典型的球窝关节。它由股骨头、髋臼和股骨颈形成关节，下方与股骨相连。其结构与人体直立所需的负重与行走功能相适应。髋关节远较肩关节稳定，没有强大暴力一般脱位机会很少。负重和行走是髋关节的主要功能，其中负重功能更重要，保持一个稳定的髋关节是各种矫形手术的原则。由于人类直立行走，髋关节是下肢最易受累的关节。

1. 视诊  应首先注意髋部疾病所致的病理步态，常需行走、站立和卧位结合检查。特殊的步态，骨科医生应明了其机制，对诊断疾病十分重要。髋关节患慢性感染时，常呈屈曲内收畸形；髋关节后脱位时，常呈屈曲内收内旋畸形；股骨颈及转子间骨折时，伤肢呈外旋畸形。

2. 触诊  先天性髋关节脱位和股骨头缺血性坏死的患者，多有内收肌挛缩，可触及紧张的内收肌。骨折的患者有局部肿胀压痛；髋关节感染性疾病局部多有红肿、发热且有压痛。外伤性脱位的患者可有明显的局部不对称性突出。挤压分离试验对骨盆骨折的诊断具有重要意义。

3. 叩诊  髋部有骨折或炎症，握拳轻叩大粗隆或在下肢伸直位叩击足跟部时，可引起髋关节疼痛。

4. 动诊  髋关节中立位 0° 为髋膝伸直，髌骨向上。正常活动范围：屈 130°～140°，伸 0°，过伸可达 15°；内收 20°～30°，外展 30°～45°；内旋 40°～50°，外旋 30°～40°。除检查活动范围外，还应注意在双腿并拢时能否下蹲，有无弹响。臀肌挛缩症的患者，双膝并拢不能下蹲，活动髋关节时会出现弹响，常称为弹响髋（snapping hip）。

5. 量诊  发生股骨颈骨折、髋脱位、髋关节结核或化脓性关节炎股骨头破坏时，大转子向上移位。测定方法有：①Shoemaker 线：正常时，大转子尖与髂前上棘的连线延伸，在脐上与腹中线相交；大转子上移后，该延线与腹中线相交在脐下。②Nelaton 线：患者侧卧并半屈髋，在髂前上棘和坐骨结节之间画线。正常时此线通过大转子尖。③Bryant 三角：患者仰卧，从髂前上棘垂直向下和向大转子尖各画一线，再从大转子尖向近侧画一水平线，该三线构成一个三角形。大转子上移时底边比健侧缩短。

6. 特殊检查  如下所述：

（1）滚动试验：患者仰卧位，检查者将一手掌放患者大腿上轻轻使其反复滚动，急性关节炎时可引起疼痛或滚动受限。

（2）"4" 字试验（Patrick sign）：患者仰卧位，健肢伸直，患侧髋与膝屈曲，大腿外展、外旋将小腿置于健侧大腿上，形成一个 "4" 字，一手固定骨盆，另一手下压患肢，出现疼痛为阳性。见于骶髂关节及髋关节内有病变或内收肌有痉挛的患者。

（3）Thomas 征：患者仰卧位，充分屈曲健侧髋膝，并使腰部贴于床面，若患肢自动抬高离开床面或迫使患肢与床面接触则腰部前凸时，称 Thomas 征阳性。见于髋部病变和腰肌挛缩。

（4）骨盆挤压分离试验：患者仰卧位，从双侧髂前上棘处对向挤压或向后外分离骨盆，引起骨盆疼痛为阳性。见于骨盆骨折。须注意检查时手法要轻柔以免加重骨折端出血。

（5）Trendelenburg 试验：患者背向检查者，健肢屈髋、屈膝上提，用患肢站立，如健侧骨盆及臀褶下降为阳性。多见于臀中、小肌麻痹，髋关节脱位及陈旧性股骨颈骨折等。

（6）Allis 征：患者仰卧位，屈髋、屈膝，两足平行放于床面，足跟对齐，观察双膝的高度，如一侧膝比另一侧高时，即为阳性。见于髋关节脱位、股骨或胫骨短缩。

（7）望远镜试验：患者仰卧位，下肢伸直，检查者一手握住患侧小腿，沿身体纵轴上下推拉，另一手触摸同侧大转子，如出现活塞样滑动感为阳性，多见于儿童先天性髋关节脱位。

### （七）膝部检查

膝关节是人体最复杂的关节，解剖学上被列为屈戌关节。主要功能为屈伸活动，膝部内外侧韧带、关节囊、半月板和周围的软组织保持其稳定。

1. 视诊  检查时患者首先呈立正姿势站立。正常时，两膝和两踝应能同时并拢互相接触，若两踝能并拢而两膝不能互相接触则为膝内翻（genu varum），又称"O形腿"。若两膝并拢而两踝不能接触则为膝外翻（genu valgum），又称"X形腿"。膝内、外翻是指远侧肢体的指向。在伸膝位，髌韧带两侧稍凹陷。有关节积液或滑膜增厚时，凹陷消失。比较两侧股四头肌有无萎缩，早期萎缩可见内侧头稍平坦，用软尺测量更为准确。

2. 触诊　触诊的顺序为先检查前侧，如股四头肌、髌骨、髌腱和胫骨结节之间的关系等，然后再俯卧位检查膝后侧，在屈曲位检查腘窝、外侧的股二头肌、内侧的半腱肌半膜肌有无压痛或挛缩。

髌骨前方出现囊性肿物，多为髌前滑囊炎。膝前外侧有囊性肿物，多为半月板囊肿；膝后部的肿物，多为腘窝囊肿。考虑膝关节积血或积液，可行浮髌试验。膝关节表面软组织较少，压痛点的位置往往就是病灶的位置，所以，检查压痛点对定位诊断有很大的帮助。髌骨下缘的平面正是关节间隙，关节间隙的压痛点可以考虑是半月板的损伤处或有骨赘之处。

内侧副韧带的压痛点往往不在关节间隙，而在股骨内髁结节处；外侧副韧带的压痛点在腓骨小头上方。髌骨上方的压痛点代表髌上囊的病灶。另外，膝关节的疼痛，要注意检查髋关节，因为髋关节疾病可刺激闭孔神经，引起膝关节牵涉痛。如果膝关节持续性疼痛、进行性加重，可考虑股骨下端和胫骨上端肿瘤的可能性。

3. 动诊和量诊　膝伸直为中立位 0°。正常活动范围：屈 120°～150°，伸 0°，过伸 5°～10°。膝关节伸直时产生疼痛的原因是由于肌肉和韧带紧张，导致关节面的压力加大所致。可考虑为关节面负重部位的病变。如果最大屈曲时有胀痛，可推测是由于股四头肌的紧张，髌上滑囊内的压力增高和肿胀的滑膜被挤压而引起，这是关节内有积液的表现。总之，一般情况下伸直痛是关节面的病变，屈曲痛是膝关节水肿或滑膜炎的表现。

当膝关节处于向外翻的压力下，并做膝关节屈曲动作时，若产生外侧疼痛，则说明股骨外髁和外侧半月板有病变。反之，内翻同时有屈曲疼痛者，病变在股骨内髁或内侧半月板。

4. 特殊检查　如下所述：

（1）侧方应力试验：患者仰卧位，将膝关节置于完全伸直位，分别做膝关节的被动外翻和内翻检查，与健侧对比。若超出正常外翻或内翻范围，则为阳性。说明有内侧或外侧副韧带损伤。

（2）抽屉试验：患者仰卧屈膝 90°，检查者轻坐在患侧足背上（固定），双手握住小腿上段，向后推，再向前拉。前交叉韧带断裂时，可向前拉 0.5cm 以上；后交叉韧带断裂者可向后推 0.5cm 以上。将膝置于屈曲 10°～15°进行试验（Lachman 试验），则可增加本试验的阳性率，有利于判断前交叉韧带的前内束或后外束损伤。

（3）McMurray 试验：患者仰卧位，检查者一手按住患膝，另一手握住踝部，将膝完全屈曲，足踝抵住臀部，然后将小腿极度外展外旋，或内收内旋，在保持这种应力的情况下，逐渐伸直，在伸直过程中若能听到或感到响声，或出现疼痛为阳性。说明半月板有病变。

（4）浮髌试验：患者仰卧位，伸膝，放松股四头肌，检查者的一手放在髌骨近侧，将髌上囊的液体挤向关节腔，同时另一手示指、中指急速下压。若感到髌骨碰击股骨髁部时，为浮髌试验阳性。一般中等量积液时（50ml），浮髌试验才呈阳性。

## （八）踝和足部检查

踝关节属于屈戌关节，其主要功能是负重，运动功能主要限于屈伸，可有部分内外翻运动。与其他负重关节相比，踝关节活动范围小，但更为稳定。其周围多为韧带附着，有数条较强壮肌腱。由于其承担较大负重功能，故扭伤发病率较高。足由骨和关节形成内纵弓、外纵弓及前部的横弓，是维持身体平衡的重要结构。足弓还具有吸收震荡，负重，完成行走、跑跳动作等功能。

1. 视诊　观察双足大小和外形是否正常一致。足先天性、后天性畸形很多，常见的有马蹄内翻足、高弓足、平足、踇外翻等。脚印对检查足弓、足的负重点及足的宽度均有重要意义。外伤时踝及足均有明显肿胀。

2. 触诊　主要注意疼痛的部位、性质，肿物的大小、质地。注意检查足背动脉，以了解足和下肢的血循环状态。一般可在足背第 1 和第 2 跖骨之间触及其搏动。足背的软组织较薄，根据压痛点的位置，可估计疼痛位于某一骨骼、关节、肌腱和韧带。然后再根据主动和被动运动所引起的疼痛，就可以推测病变的部位。例如：跟痛症多在足跟跟骨前下方偏内侧，相当于跖腱膜附着于跟骨结节部。踝内翻时踝疼痛，而外翻时没有疼痛，压痛点在外踝，则推断病变在外踝的韧带上。

3. 动诊和量诊 踝关节中立位为小腿与足外缘垂直，正常活动范围：背屈20°~30°，跖屈40°~50°。足内、外翻活动主要在胫距关节；内收、外展在距跗和距间关节，范围很小。跖趾关节的中立位为足与地面平行。正常活动范围：背屈30°~40°，跖屈30°~40°。

### （九）上肢神经检查

上肢的神经支配主要来自臂丛神经，它由 $C_5 \sim T_1$ 神经根组成。主要有桡神经、正中神经、尺神经和腋神经。通过对神经支配区感觉运动的检查可明确病变部位。

1. 桡神经 发自臂丛后束，为臂丛神经最大的一支，在肘关节水平分为深、浅二支。根据损伤水平及深、浅支受累不同，其表现亦不同，是上肢手术中最易损伤的神经之一。在肘关节以上损伤，出现垂腕畸形（dropwrist deformity），手背"虎口"区皮肤麻木，掌指关节不能伸直。在肘关节以下，桡神经深支损伤时，因桡侧腕长伸肌功能存在，所以无垂腕畸形。单纯浅支损伤可发生于前臂下1/3，仅有拇指背侧及手桡侧感觉障碍。

2. 正中神经 由臂丛内侧束和外侧束组成。损伤多发生于肘部和腕部，在腕关节水平损伤时，大鱼际瘫痪，桡侧三个半手指掌侧皮肤感觉消失，不能用拇指和示指捡起一根细针；损伤水平高于肘关节时，还表现为前臂旋前和拇指示指的指间关节不能屈曲。陈旧损伤还有大鱼际萎缩，拇指伸直与其他手指在同一水平面上，且不能对掌，称为"平手"或"猿手"畸形。

3. 尺神经 发自臂丛内侧束，在肘关节以下发出分支支配尺侧腕屈肌和指深屈肌尺侧半；在腕以下分支支配骨间肌、小鱼际、拇收肌、第3和第4蚓状肌。尺神经在腕部损伤后，上述肌麻痹。查Froment征可知有无拇收肌瘫痪。肘部尺神经损伤，尺侧腕屈肌瘫痪（患者抗阻力屈腕时，在腕部掌尺侧摸不到）。陈旧损伤出现典型的"爪形手"（claw fingers）：小鱼际和骨间肌萎缩（其中第1骨间背侧肌萎缩出现最早且最明显），小指和环指指间关节屈曲，掌指关节过伸。

4. 腋神经 发自臂丛后束，肌支支配三角肌和小圆肌，皮支分布于肩部和上臂后部的皮肤。肱骨外科颈骨折、肩关节脱位或使用腋杖不当时，都可损伤腋神经，导致三角肌瘫痪，臂不能外展、肩部感觉丧失。如三角肌萎缩，则可出现方肩畸形。

5. 腱反射 肱二头肌腱反射（$C_{5\sim6}$）：患者屈肘90°，检查者手握其肘部，拇指置于肱二头肌腱上，用叩诊锤轻叩该指，可感到该肌收缩和肘关节屈曲。肱三头肌反射（$C_{6\sim7}$）：患者屈肘60°，用叩诊锤轻叩肱三头肌腱，可见到肱三头肌收缩及伸肘。

### （十）下肢神经检查

1. 坐骨神经 损伤后，下肢后侧、小腿前外侧、足底和足背外侧皮肤感觉障碍，不能屈伸足踝各关节。损伤平面高者尚不能主动屈膝。

2. 胫神经 损伤后，出现仰趾畸形，不能主动跖屈踝关节，足底皮肤感觉障碍。

3. 腓总神经 损伤后，足下垂内翻，不能主动背屈和外翻，小腿外侧及足背皮肤感觉障碍。

4. 腱反射 如下所述：

（1）膝（腱）反射（$L_{2\sim4}$）：患者仰卧位，下肢肌肉放松。检查者一手托腘窝部使膝半屈，另一手以叩诊锤轻叩髌腱，可见股四头肌收缩并有小腿上弹。

（2）踝反射或跟腱反射（$S_{1\sim2}$）：患者仰卧位，肌肉放松，两髋膝屈曲，两大腿外展。检查者一手掌抵足底使足轻度背屈，另一手以叩诊锤轻叩跟腱，可见小腿屈肌收缩及足跖屈。

### （十一）脊髓损伤检查

脊柱骨折、脱位及脊髓损伤的发病率在逐年升高，神经系统检查对脊髓损伤的部位、程度的初步判断及进一步检查和治疗具有重要意义。其检查包括感觉、运动、反射、交感神经和括约肌功能等。

1. 视诊 检查时应尽量不搬动患者，去除衣服，注意观察：①呼吸，若胸腹式主动呼吸均消失，仅有腹部反常活动者为颈髓损伤。仅有胸部呼吸而无主动腹式呼吸者，为胸髓中段以下的损伤。②伤肢姿势，上肢完全瘫痪显示上颈髓损伤；屈肘位瘫为第7颈髓损伤。③阴茎可勃起者，反映脊髓休克已解除，尚保持骶神经功能。

2. 触诊和动诊 一般检查躯干、肢体的痛觉、触觉，根据脊髓节段分布判断感觉障碍平面所反映的损伤部位，做好记录；可反复检查几次，前后对比，以增强准确性并为观察疗效作依据。麻痹平面的上升或下降表示病情的加重或好转。不能忽视会阴部及肛周感觉检查。检查膀胱有无尿潴留。肛门指诊以检查肛括约肌功能。触诊脊柱棘突及棘突旁有无压痛及后凸畸形，判断是否与脊髓损伤平面相符。

详细检查肌力、腱反射和其他反射。①腹壁反射：用钝针在上、中、下腹皮肤上轻划。正常者可见同侧腹肌收缩，上、中、下各段分别相当于胸髓$_{7\sim8,9\sim10,11\sim12}$。②提睾反射：用钝针划大腿内侧上1/3皮肤，正常时同侧睾丸上提。③肛门反射：针刺肛门周围皮肤，肛门皮肤出现皱缩或肛诊时感到肛门括约肌收缩。④球海绵体反射：用拇、示指两指挤压龟头或阴蒂，或牵拉插在膀胱内的蕈状导尿管，球海绵体和肛门外括约肌收缩。肛门反射、肛周感觉、球海绵体反射和屈趾肌自主运动的消失，合称为脊髓损伤四征。

（宋敬锋）

## 第二节　骨科相关实验室检查

与其他疾病一样，除了临床检查和影像学检查外，实验室检查也是骨科疾病诊疗过程中必不可少的工具。以下所讨论的是骨科有关实验室检查的参考值及其意义。

### 一、红细胞沉降率（ESR）

1. 参考值　男性0～15mm/h，女性0～20mm/h（魏氏法）。
2. 意义　增快：①风湿性疾病活动期。②活动性肺结核。③恶性肿瘤。④结缔组织病。⑤高球蛋白症，如多发性骨髓瘤。⑥妇女绝经期、妊娠期等。

### 二、出、凝血功能检查

1. 血浆凝血酶原时间（PT）和国际标准化比值（INR）　参考值：PT 11～13s，INR 0.82～1.15。

PT比参考值延长3s以上有意义。凝血酶原时间延长见于：①先天性凝血因子缺乏，如凝血酶原（因子Ⅱ）、因子Ⅴ、因子Ⅶ、因子Ⅹ及纤维蛋白原缺乏。②获得性凝血因子缺乏：如继发性/原发性纤维蛋白溶解功能亢进、严重肝病等。③抗凝治疗。④维生素K缺乏。

PT缩短或INR减小见于：先天性凝血因子Ⅴ增多症、妇女口服避孕药、血栓栓塞性疾病及高凝状态等。

2. 部分活化的凝血活酶时间（APTT）和比值（APTT-R）　参考值：32～43s，APTT-R 0.8～1.2。

APTT延长10s以上有意义，见于凝血因子Ⅷ、凝血因子Ⅸ和凝血因子Ⅺ显著减少，血友病甲、乙、丙；凝血因子Ⅱ、凝血因子Ⅴ、凝血因子Ⅹ和纤维蛋白原显著减少，如先天性凝血酶原缺乏症、重症肝病等；纤溶系统活性亢进，如DIC、抗凝治疗、SLE。

APTT缩短见于血栓前状态和血栓性疾病。

3. 血浆纤维蛋白原（fibrinogen，FIB）　参考值：2.0～4.0g/L。

升高见于肺炎、胆囊炎、肾炎、风湿性关节炎、脑血栓、心肌梗死、糖尿病、恶性肿瘤等。

降低见于严重肝病、大量出血、DIC等。

### 三、血液生化

1. 血清钾（K）　参考值：3.5～5.5mmol/L。
2. 血清钠（Na）　参考值：135～145mmol/L。

3. 血清氯化物（Cl） 参考值：95~110mmol/L。

4. 血清钙（Ca） 参考值：成人 2.12~2.69mmol/L，儿童 2.25~2.69mmol/L。意义：①增高，甲状旁腺功能亢进、骨肿瘤、维生素 D 摄入过多，肾上腺皮质功能减退、结节病。②降低，甲状旁腺功能降低、维生素 D 缺乏、骨质软化症、佝偻病、引起血清蛋白减少的疾病（如恶性肿瘤）。

5. 血清离子钙 参考值：1.10~1.34mmol/L。

意义：增高见于甲状旁腺功能亢进、代谢性酸中毒、肿瘤、维生素 D 摄入过多；降低见于甲状旁腺功能降低、维生素 D 缺乏、慢性肾衰竭。

6. 血清无机磷（P） 参考值：成人 0.80~1.60mmol/L，儿童 1.50~2.08mmol/L。

意义：①增高，甲状旁腺功能降低、急慢性肾功能不全、多发性骨髓瘤、维生素 D 摄入过多、骨折愈合期。②降低，甲状旁腺功能亢进、骨质软化症、佝偻病、长期腹泻及吸收不良。

7. 血清硒（Se） 参考值：1.02~2.29μmol/L。

降低：克山病、大骨节病、肝硬化、糖尿病等。

8. 尿酸（UA） 参考值：男性 149~416μmol/L，女性 89~357μmol/L。

增高：痛风、肾脏疾病、慢性白血病、红细胞增多症、多发骨髓瘤。

9. 血清碱性磷酸酶（ALP） 参考值：40~160U/L。

增高：①肝内外阻塞性黄疸明显增高。②肝脏疾病。③佝偻病、骨质软化症、成骨肉瘤、肿瘤的骨转移等。④甲状旁腺功能亢进、妊娠后期。⑤骨折恢复期。⑥生长发育期的儿童。

10. C 反应蛋白（CRP） 参考值：420~5 200μg/L。

阳性：急性化脓性感染、菌血症、组织坏死、恶性肿瘤、类风湿关节炎、结缔组织病、创伤及手术后。

11. 血清蛋白电泳 参考值：白蛋白：60%~70%；$\alpha_1$ 球蛋白：1.7%~5.0%；$\alpha_2$ 球蛋白：6.7%~12.5%；$\beta$ 球蛋白：8.3%~16.3%；$\gamma$ 球蛋白：10.7%~20.0%。

$\alpha_1$ 球蛋白升高：肝癌、肝硬化、肾病综合征、营养不良。

$\alpha_2$ 球蛋白升高：肾病综合征、胆汁性肝硬化、肝脓肿、营养不良。

$\beta$ 球蛋白升高：高脂血症、阻塞性黄疸、胆汁性肝硬化。

$\gamma$ 球蛋白升高：慢性感染、肝硬化、多发性骨髓瘤、肿瘤。

$\gamma$ 球蛋白降低：肾病综合征、慢性肝炎。

## 四、血清免疫学检查

1. 单克隆丙种球蛋白（M 蛋白） 参考值：阴性。

阳性见于多发性骨髓瘤、巨球蛋白血症、恶性淋巴瘤、冷球蛋白血症等。

2. 抗链球菌溶血素"O"（ASO） 参考值：250kU/L。

增高：风湿性关节炎、风湿性心肌炎、扁桃体炎、猩红热等。

3. 类风湿因子（RF） 参考值：阴性。

RF 有 IgA、IgG、IgM、IgD 和 IgE 五类。

IgM 类 RF 与类风湿关节炎（RA）活动性无关。

IgG 类 RF 与 RA 患者的滑膜炎、血管炎、关节外症状密切相关。

IgA 类 RF 见于 RA、硬皮病、Felty 综合征、系统性红斑狼疮，是 RA 的活动性指标。

4. 人类白细胞抗原 B27（HLA-B27） 参考值：阴性。

意义：大约 90% 的强直性脊柱炎患者 HLA-B27 阳性，故 HLA-B27 阳性对强直性脊柱炎的诊断有参考价值，尤其对临床高度疑似病例。但仍有 10% 强直性脊柱炎患者 HLA-B27 阴性，因此 HLA-B27 阴性也不能除外强直性脊柱炎。

# 五、脑脊液检查

## （一）常规检查

1. 压力  成人在侧卧位时脑脊液正常压力为 0.785 ~ 1.766kPa（80 ~ 180mmH$_2$O），椎管阻塞时脑脊液压力增高。

2. 外观  为无色透明水样液体。蛋白含量高时则呈黄色。如为血色者，应考虑蛛网膜下隙出血或穿刺损伤。

3. 潘氏（Pandy's）试验  又名石炭酸试验，为脑脊液中蛋白含量的定性试验，极为灵敏。根据白色混浊或沉淀物的多少用"＋"号的多少表示，正常为阴性，用"－"号；如遇有椎管梗阻则由于蛋白含量增高而出现阳性反应，最高为"＋＋＋＋"，表示强度白色浑浊和沉淀。

4. 正常脑脊液  白细胞数为（0 ~ 5）×10$^5$/L（0 ~ 5 个/mm），多为单个核的白细胞（小淋巴细胞和单核细胞）。6 ~ 10 个为界限状态，10 个以上即为异常。白细胞的增大见于脑脊髓膜或其实质的炎症。

## （二）生物化学检查

1. 蛋白质定量  正常脑脊液中含有相当于 0.5% 的血浆蛋白，即 45g/L。蛋白质增高多见于中枢神经系统感染、脑肿瘤、脑出血、脊髓压迫症、吉兰 - 巴雷综合征等。

2. 糖  正常脑脊液含有相当于 60% ~ 70% 的血糖，即 2.5 ~ 4.2mmol/L（45 ~ 75mg/dl）。各种椎管炎症时减少，糖量增高见于糖尿病。

3. 氯化物  正常脑脊液含有的氯化物为 120 ~ 130mmol/L，较血氯为高，细菌性和真菌性脑膜炎时含量减少，结核性脑膜炎时尤其明显。

## （三）特殊检查

1. 细菌学检查  为查明致病菌的种类及其抗药性与药敏试验，必要时行涂片、细菌培养或动物接种。

2. 脑脊液蛋白电泳  主要判定 γ 蛋白是否增高，有助于对恶性肿瘤的诊断。

3. 酶  观察其活性以判定脑组织受损程度及提高与预后的关系。

4. 免疫学方法测定  主要用于神经内科疾患的诊断和鉴别诊断。

# 六、尿液检查

1. 尿蛋白  参考值：0 ~ 0.15g/24h。

中度尿蛋白（0.5 ~ 4.0g/24h）见于多发性骨髓瘤、肾炎。

2. 尿钙  参考值：2.5 ~ 7.5mmol/24h。

增高：甲状旁腺功能亢进、维生素 D 中毒、多发性骨髓瘤等。

降低：甲状旁腺功能降低、恶性肿瘤骨转移、维生素 D 缺乏、肾病综合征等。

3. 尿磷  参考值：9.7 ~ 42mmol/L。

增高：肾小管佝偻病、甲状旁腺功能降低、代谢性酸中毒等；降低：急慢性肾功能不全、维生素 D 中毒等。

# 七、肺功能检查与血气分析

## （一）肺功能的测定及分级

肺功能测定包括肺容量及通气功能的测定项目，包括肺活量、功能残气量、肺总量、每分通气量、最大通气量、第一秒用力呼出量、用力呼气肺活量及用力呼气中期流速等。还需根据肺活量，最大通气量的预计值公式，按年龄、性别、身高、体重等，算出相应的值，然后以实测值与预计值相比，算出所占百分比，根据比值，来评定肺功能的损害程度并分级。肺功能评定参考标准见表 1 - 2。

表1-2 肺功能评定参考标准

| 肺功能评定 | 最大通气量 | 残气/肺总量 | 第1秒最大呼气流量 |
|---|---|---|---|
| 正常 | >75% | <35% | >70% |
| 轻度损害 | 60～74 | 36～50 | 55～69 |
| 中度损害 | 45～59 | 51～65 | 40～54 |
| 重度损害 | 30～44 | 66～80 | 25～39 |
| 极重度损害 | <29 | >81 | <24 |

注：总评定重度：3项中，至少有2项达重度以上损害。中度：①3项中，至少有2项为中度损害。②3项中，轻、中、重度损害各1项。轻度：不足中度者。

## （二）血气分析参考值

血液 pH 7.40（7.35～7.45）；Pa（$CO_2$）5.2kPa（35～45）；Pa（$O_2$）12.0kPa（80～110）；Sa（$O_2$）96%±1%。

# 八、关节液检查

关节液检查是关节炎鉴别诊断中最重要的方法之一。所有滑膜关节内部都有滑液（关节液），是由滑膜毛细血管内的血浆滤过液加上滑膜衬里细胞产生分泌的透明质酸而形成。正常关节腔内滑液量较少，其功能是帮助关节润滑和营养关节软骨。正常滑液清亮、透明、无色、黏稠度高。正常滑液细胞数低于 $200 \times 10^6$/L（200/$mm^3$），且以单核细胞为主。滑液检查有助于鉴别诊断，尤其是对感染性或晶体性关节炎，滑液检查有助于确定诊断。

由于滑膜的炎症或其他的病理变化可以改变滑液的成分、细胞内容和滑液的物理生化特点，因此不同疾病的滑液表现各不相同，为此滑液检查应包括：①滑液物理性质的分析如颜色、清亮度、黏性、自发黏集试验及黏蛋白凝集试验等。②滑液的细胞计数及分类。③滑液内晶体的检查。④滑液病原体的培养、分离。⑤生化项目的测定：葡萄糖、免疫球蛋白、总蛋白定量等。⑥特殊检查：滑液类风湿因子、抗核抗体、补体等。

临床上常将滑液分为四类：Ⅰ类非炎症性；Ⅱ类炎症性；Ⅲ类感染性；Ⅳ类出血性，各类滑液的物理生化性质特点见表1-3。

表1-3 滑液的分类及特点

| | 正常 | Ⅰ类非炎症性 | Ⅱ类炎症性 | Ⅲ类化脓性 |
|---|---|---|---|---|
| 肉眼观察 | 清亮透明 | 透明黄色 | 透明或浑浊黄色 | 浑浊黄～白色 |
| 黏性 | 很高 | 高 | 低 | 很低，凝固酶阳性 |
| 白细胞数（/L） | <0.15×$10^9$ | <3×$10^9$ | <（3～5）×$10^9$ | （50～300）×$10^9$ |
| 中性粒细胞 | <25% | <25% | >50% | >75% |
| 黏蛋白凝集试验 | 很好 | 很好～好 | 好～较差 | 很差 |
| 葡萄糖浓度 | 接近血糖水平 | 接近血糖水平 | 低于血糖水平差别>1.4mmol/L | 低于血糖水平差别>2.8mmol/L |
| 细菌涂片 | － | － | － | 有时可找到 |
| 细菌培养 | － | － | － | 可为＋ |

Ⅰ类非炎症性滑液常见于骨关节炎和创伤性关节炎；Ⅱ类炎症性滑液最常见于以下三组疾病：①类风湿关节炎或其他结缔组织病。②血清阴性脊柱关节病，如强直性脊柱炎、赖特综合征。③晶体性关节炎，如痛风、假痛风；Ⅲ类化脓性滑液最常见的疾病为细菌感染性关节炎及结核性关节炎；Ⅳ类滑液为出血性，可由全身疾病或局部原因所致。最常见的原因是血友病、出凝血机制障碍或抗凝过度、创伤、

绒毛结节性滑膜炎和神经病性关节病等。

（宋敬锋）

## 第三节　骨科相关影像学检查

## 一、骨科 X 线检查

骨组织是人体的硬组织，含钙量多，密度高，X 线不易穿透，与周围软组织形成良好的对比条件，使 X 线检查时能显示清晰的影像。不仅可以了解骨与关节疾病的部位、范围、性质、程度和周围软组织的关系，为治疗提供可靠的参考，还可在治疗过程中指导骨折脱位的手法整复、牵引、固定和观察治疗效果、病变的发展以及预后的判断等。此外，还可利用 X 线检查观察骨骼生长发育的情况，观察有无先天性畸形，以及观察某些营养和代谢性疾病对骨骼的影响。但 X 线检查只能从影像的变化来判断，而不完全是伤病的实质变化情况，有不少病变的 X 线征象往往比临床症状出现的迟，如急性化脓性骨髓炎，早期破坏的是骨内软组织而不是骨小梁结构，所以早期 X 线检查可无明确的骨质变化；另外，当 X 线投照未对准病变部位或 X 线投照的影像质量不好，会影响对病变的判断。因此，对 X 线检查不可单纯依赖，它仅是辅助诊断手段之一。

### （一）X 线检查的位置选择

拍摄 X 线片位置的正确，能够及时获得正确的诊断，避免误诊和漏诊，临床医生在填写申请 X 线检查单时，应包括检查部位和 X 线投照体位。

1. X 线检查常规位置　正、侧位：正位又分为前后正位和后前正位，X 线球管在患者前方、照相底片在体后是前后位；反之则为后前位。常规是采用前后位，特殊申请方用后前位。侧位是 X 线球管置侧方，X 线底片置另一侧，投照后获得侧位照片，与正位结合后即可获得被检查部位的完整的影像。

2. X 线检查特殊位置　如下所述：

（1）斜位：因侧位片上重叠阴影太多，某些部位需要申请斜位片，如为显示椎间孔或椎板病变，需要拍摄脊柱的斜位片。骶髂关节解剖上是偏斜的，也只有在斜位片上才能看清骶髂关节间隙。除常规斜位外，有些骨质需要特殊的斜位投照，如肩胛骨关节盂、腕舟状骨、腕大多角骨、胫腓骨上关节等。

（2）轴位：常规正侧位 X 线片上，不能观察到该部位的全貌，可加照轴位片，如髌骨、跟骨、肩胛骨喙突、尺骨鹰嘴等部位常需要轴位片来协助诊断。

（3）双侧对比 X 线片：为诊断骨损害的程度和性质，有时需要健侧对比，如儿童股骨头骨骺疾患，一定要对比才能看得出来。肩锁关节半脱位、踝关节韧带松弛，有时需要对比才能做出诊断。

（4）开口位：颈$_{1\sim2}$被门齿和下颌重叠，无法看清，开口位 X 线片可以看到寰枢椎脱位、齿状突骨折、齿状突发育畸形等病变。

（5）脊柱动力位 X 线片检查：对于颈椎或腰椎的疾患，可令患者过度伸展和屈曲颈椎或腰椎，拍摄 X 线侧位片，了解有无脊柱不稳定，对诊断和治疗有很大帮助。

（6）负重位 X 线片：常用于膝关节，可精确地显示骨关节炎患者的软骨破坏和力线异常。

### （二）阅读 X 线片

1. X 线片的质量评价　读 X 线片一开始，先要评价此 X 线片的质量如何，质量不好的 X 线片常常会使有病变显示不出来，或无病变区看似有病变，会引起误差。好的 X 线片，黑白对比清晰，骨小梁、软组织的纹理清楚。

2. 骨结构　如下所述：

（1）骨膜：在 X 线下不显影，只有骨过度生长时出现骨膜阴影，恶性肿瘤可先有骨膜阴影，青枝骨折或疲劳骨折也会出现阴影。若在骨皮质外有骨膜阴影，应考虑上述病变。

（2）骨皮质：是致密骨，呈透亮白色，骨干中部厚两端较薄，表面光滑，但肌肉韧带附着处可有局限性隆起或凹陷，是解剖上的骨沟或骨嵴，不要误认为是骨膜反应。

（3）骨松质：长管状骨的内层或两端、扁平骨如髂骨、椎体、跟骨均系骨松质。良好X线片上可以看到按力线排列的骨小梁；若排列紊乱可能有炎症或新生物。若骨小梁透明皮质变薄，可能是骨质疏松。有时在骨松质内看到有局限的疏松区或致密区，可能是无临床意义的软骨岛或骨岛，但要注意随访，以免遗漏了新生物。还有，在干骺端看到有一条或数条横行的白色骨致密阴影，这是发育期发生疾病或营养不良等原因产生的发育障碍线，也无临床意义。

（4）关节及关节周围软组织：关节面透明软骨不显影，故X线片上可以看到关节间隙，此有一定厚度，过宽可能有积液，关节间隙变窄，表示关节软骨有退变或破坏。

骨关节周围软组织如肌腱、肌肉、脂肪虽显影不明显，但它们的密度不一样，若X线片质量好，可以看到关节周围脂肪阴影，并可判断关节囊是否肿胀，淋巴结是否肿大，对诊断关节内疾患有帮助。

（5）儿童骨骺X线片：在长管状骨两端为骨骺，幼儿未骨化时为软骨，X线不显影；出现骨化后，骨化核逐渐长大，此时X线片上只看到关节间隙较大，在骨化核和干骺端也有透明的骺板，但幼儿发生软骨病或维生素A中毒时，骺板会出现增宽或杯状等形态异常。

### （三）X线片临床应用

1. 创伤 X线片是创伤骨科的主要影像学检查方法。通过X线片，可快速得出骨折和脱位的精确诊断，同时可根据骨折的部位、程度、类型或力线了解骨折的特征。临床上，系列的X线片可用来了解骨折的愈合情况和并发症。有选择地应用非标准位置X线片、体层摄影和CT扫描有助于解剖结构复杂部位骨折的评估。MRI和核素扫描则有助于了解不明显的应力性骨折和急性无移位骨折。

2. 感染 急性骨髓炎的表现包括骨破坏、骨膜反应、软组织肿胀。软组织肿胀可能是疾病早期的唯一表现，X线片上的骨溶解表现通常在起病后7～10d才出现。亚急性和慢性骨髓炎的X线表现为骨的修复反应。受累骨可增粗、硬化并伴有皮质增厚，并可有死骨形成。关节感染患者，早期X线片仅表现为非特异的关节渗出。关节穿刺对关节感染的早期诊断非常重要。因关节软骨的丢失和软骨下骨的破坏，晚期X线表现为关节间隙狭窄。脊柱感染常起源于椎体终板，椎间盘和椎体终板的破坏是脊柱感染的特征，X线片上可见椎间隙狭窄、椎体终板破坏和椎旁脓肿。

3. 肿瘤 普通X线片是诊断骨肿瘤最有价值的方法。良性病变的典型表现是骨破坏伴有窄的移行带、骨膜反应均匀。侵袭性或恶性病变的特征是边界不清伴有较宽的移行带、虫蚀样或浸润性骨破坏，骨膜反应不连续和软组织包块。一些肿瘤在受累骨内具有特征性，如长骨内边界清晰的偏心性由骺端侵犯到软骨下的病变是骨巨细胞瘤的特征。X线片上看到的肿瘤基质对确定肿瘤性质有一定帮助。如弧形和漩涡形钙化是软骨肿瘤（如内生软骨瘤或软骨肉瘤）的特征性表现，而云雾状钙化则是产生骨样组织的肿瘤（如骨肉瘤）的表现。

4. 代谢性和内分泌性骨病 正常情况下骨形成和破坏处于平衡状态。发生各种内分泌和代谢性骨病时，平衡被打破，造成骨形成增加、骨吸收增加或骨矿化不全等表现，在X线片上表现为骨密度的减低或增加。骨软化患者可见透亮区或假性骨折。典型的不全骨折发生于耻骨支、股骨近端和尺骨近端，多为双侧对称。甲状旁腺功能亢进症的特征性表现为骨膜下、皮质内、内骨膜及韧带下骨吸收。

5. 先天性和发育性畸形 X线片对诊断先天性和发育性畸形非常重要。骨骼畸形包括形成不良，以及骨骼生长、发育、成熟和塑形的异常。通过X线片可诊断骨形成异常如骶骨发育不良、先天性假关节、腕骨间融合等。X线片可用于各种发育不良性疾病的诊断和观察（如胫内翻、髋关节发育不良等）。

6. 关节炎 包括各种因退行性病变、炎症和代谢因素而累及关节的疾病。X线片是诊断关节炎前最有用的影像学手段，大多数采用常规投照方法，负重位片可精确地了解负重关节（如膝关节）的软骨损害程度。X线片可显示受累关节的形态学畸形以及受累的骨骼范围。骨关节的X线特征是关节间隙狭窄、骨赘形成、软骨下囊性变及硬化。类风湿关节炎以关节边缘侵蚀、关节间隙均匀性狭窄、滑膜囊肿形成和半脱位为特征，双侧关节对称受累。痛风是一种结晶体关节病，X线的特征表现为边缘侵蚀而出现悬垂样变化、软组织肿块（痛风石）及关节的不对称受累。

### （四）其他 X 线检查技术

1. **体层摄影检查**　是利用 X 线焦距的不同，使病变分层显示影像减少组织重叠，可以观察到病变中心的情况，如肿瘤、椎体爆裂骨折有时采用。目前，常规体层摄影已基本由 CT 替代。临床上最常用的情况是用于检查骨科内固定患者的骨愈合情况，CT 扫描时会因为金属产生伪影，而常规体层摄影不会出现伪影。

2. **关节造影**　是为了进一步观察关节囊、关节软骨和关节内软组织的损伤情况和病理变化，将造影对比剂注入关节腔并摄片的一种检查，常用于肩关节、腕关节、髋关节和膝关节等。由于应用造影剂的不同，显影征象也不一样。应用气体造影称之为阴性对比造影法，碘剂造影称之为阳性对比造影法，如果两者同时兼用则为双重对比关节造影，多用于膝关节。随着 MRI 的出现，关节造影检查的数量已明显减少。关节造影只是有选择地应用，常与 MRI 或 CT 扫描同时应用。

肩、腕关节是最常使用关节造影的部位。肩关节造影常用于了解有无肩袖撕裂。盂肱关节内注入造影剂后，出现肩峰下—三角肌下滑囊的渗漏表明有肩袖的全层撕裂，而渗漏仅见于肌腱部位则提示部分撕裂。关节造影时关节容量明显减少则支持粘连性关节囊炎的诊断。腕关节造影用于了解三角软骨和骨间韧带的撕裂。造影剂从一个关节间隔向另一个关节间隔流动表示有穿孔或撕裂。

3. **脊髓造影**　是指将符合要求的阳性或阴性对比剂注入蛛网膜下隙，通过 X 线、CT 或其他影像检查显示脊髓本身及其周围组织的状态及有无异常的临床技术。

随着 CT 和 MRI 的出现，近年来单纯脊髓造影的使用已逐渐减少。现在脊髓造影多与 CT 一起应用。CT 的轴位影像可更全面地显示中央椎管、椎间孔、椎间盘、关节面和骨的形态。CT 脊髓造影有时用于怀疑椎管狭窄患者的诊断，可进一步了解骨和增生性改变的作用。通过脊髓造影显示狭窄节段的梗阻情况对了解脊髓压迫的严重性有一定帮助。对脊柱手术后因存在金属伪影或不能行 MRI 检查时，可采用脊髓造影。在脊柱畸形的患者中（如严重脊柱侧凸），有时很难获得椎管很好的断面，因而难以评估椎管内情况，此时脊髓造影检查就非常有用。例如严重的脊柱侧后凸畸形伴有脊髓压迫和成人严重的退行性侧弯，通过脊髓造影和 CT 扫描可以清楚地显示脊髓和神经根的压迫情况。

4. **椎间盘造影**　是指在透视引导下通过套管针技术将造影剂注入髓核内。穿刺注射期间密切监测患者的症状。如果患者出现类似于平时的症状，则考虑椎间盘的病理变化与患者的症状相关。椎间盘造影是一种有目的的激发检查技术，主要用于伴或不伴有根性症状的慢性椎间盘源性疼痛的评估。

对保守治疗无效及既往诊断检查正常、模糊或与症状不一致的患者，可考虑椎间盘造影检查。椎间盘造影一般仅用于拟行手术的患者，检查有助于决定是否需要手术，并决定手术的范围。对多节段椎间盘病变患者，椎间盘造影对明确致病节段比较有价值。

## 二、CT 检查

CT（computerized tomography）是由 Hounsfield 研制设计，20 世纪 60 年代才发展起来的诊断工具。高分辨力 CT 机能够从躯干横断面图像观察脊柱、骨盆及四肢关节较复杂的解剖部位和病变，还有一定的分辨软组织的能力，且不受骨骼重叠及内脏器官遮盖的影响，对骨科疾病诊断、定位、区分性质范围等提供了非侵入性辅助检查手段。

随着临床经验的积累，检查方法的不断完善，CT 对骨科疾病诊断的准确性获得了不断的提高。特别是近 10 年来，随着螺旋 CT、超高速 CT、多排及 16 排探测器 CT 机等新一代 CT 机的引入和广泛使用，CT 三维重建技术得到了长足的进步。通过多平面重建（multiplanar reconstruction，MPR）、曲面重建（curved planar reconstruction，CPR）、表面遮蔽显示（surface shade display，SSD）等图像处理技术，可更清晰显示解剖结构复杂部位的病变情况，大大提高了 CT 扫描的诊断水平。

### （一）CT 扫描在脊柱疾病的应用

对 CT 图像进行分析时应熟悉脊柱的大体解剖和断面解剖，识别不同平面在 CT 图像上的切面，常用的有经椎弓根椎体平面、经椎间孔平面、经椎间盘及经上关节突基底平面，通过断面来了解每一个节段平面本身的结构特点及其与周围器官的关系。同时它也和其他检查一样，CT 检查可以造成假象和误诊，临床上要加以注意。另外，窗口技术是 CT 显示中非常重要的功能，一张完善的脊柱 CT 片必须同时具有脊髓窗和骨窗两种不同窗技术的图像。

1. 颈椎、胸椎后纵韧带骨化　CT 扫描能测出骨化灶的横径、矢状径和脊髓受压程度。

2. 腰椎管狭窄症　CT 扫描可区分中央型或侧隐窝狭窄，可看到硬膜囊及神经根受压的程度。

3. 腰椎间盘突出症　CT 扫描能清楚显示突出物压迫硬膜囊及神经根，并可了解是否伴有椎管狭窄。对神经孔外及侧方型椎间盘突出，CT 有独到之处。

4. 先天性脊柱畸形　CT 扫描对于复杂的先天性脊柱畸形非常有用，脊髓造影后 CT 扫描可以清楚地显示脊髓及神经根有无压迫改变，是否合并有脊髓的异常如脊髓纵裂。复杂的先天性侧凸由于椎体旋转明显，且可能有相互的重叠，X 线片上的椎体畸形常常显示不清。脊柱的 CT 三维重建可以清楚地显示椎体的先天畸形，如半椎体、分节不良、脊柱裂和肋骨的畸形如并肋、肋骨缺如等，有助于正确地诊断和制定治疗计划。

### （二）CT 扫描在关节疾病的应用

1. 髋关节　主要用于诊断先天性髋脱位，股骨头缺血性坏死、全髋关节置换术后出现的并发症，髋关节骨关节病及游离体，髋关节结核骨破坏与死骨情况。

2. 膝关节　膝关节屈曲 30°、60°位髌骨横断扫描，诊断髌骨半脱位、髌骨软骨软化症。

3. 肩关节　主要用于观察关节盂唇疾病。结合肩关节双对比造影后再行 CT 扫描，能清楚显示肩关节盂唇损伤、撕脱骨折等病变，如 Bankart 病变。

### （三）CT 扫描在外伤骨折中的应用

CT 对于胸腰椎爆裂性骨折，能够显示碎骨块突入椎管，压迫脊髓。这对设计减压与摘除碎骨块手术，有一定指导意义。此外，还可了解脊柱骨折后稳定情况，决定脊柱内固定方式。骨盆骨折，尤其是严重粉碎骨折，CT 能显示骨折移位的程度，是否需要复位与内固定，并可指导手术入路与固定方法。尤其是螺旋 CT 可显示复杂的髋臼骨折，便于医生考虑如何达到满意的复位。

### （四）CT 扫描在肿瘤中的应用

骨与软组织良、恶性肿瘤，都可进行 CT 扫描，了解骨破坏程度、肿瘤周围软组织改变、判断与周围大血管与神经的关系，考虑能否保留肢体。

CT 判断病变的基础是正常组织的解剖结构形态和密度发生了变化，通常所指的高、低、等密度病变是根据其与所在器官的密度相比较而言的。综合分析病变的部位、大小、形状、数目、边缘、相邻器官侵犯情况及病变的密度特点，就可以对病变做出定位及定性诊断。尽管 CT 对骨科疾病的临床诊断价值较高，但要记住在临床上仍应按一般检查、X 线片、CT 或 CTM 这一先后顺序检查，当 CT 与临床检查结果相矛盾时，仍应以临床为主，若盲目依靠 CT 则可能导致患者的误诊和误治，临床医生应对此加以注意。在读片时，必须以常规 X 线片为基础，不应在没有 X 线片的情况下直接阅读 CT 片子，更不可仅有 CT 片而无常规 X 线片。

## 三、MRI 检查

磁共振成像（magnetic resonance imaging，MRI）是 20 世纪 80 年代初开始应用于临床的影像诊断技术，是一种无创伤性的安全检查方法。磁共振是磁场内核能量吸收和发射产生的一种现象。磁共振成像依赖于能影响组织化学特性的内在组织参数，尤其是人体组织内的氢原子，这是磁共振成像的基础。每一组织具有特定的信号强度，此取决于组织内的氢原子数和两个物理参数，即 $T_1$（纵向弛豫时间或自旋 - 晶格弛豫时间）和 $T_2$（横向弛豫时间或自旋 - 自旋弛豫时间）。常规应用自旋 - 回波技术，主要的是 $T_1$、$T_2$ 加权像，它影响组织的对比。肌肉骨骼组织成分特别适合做 MRI 检查，如骨髓组织于 $T_1$ 加权像呈高信号强度，$T_2$ 加权像呈中信号强度；骨皮质于 $T_1$、$T_2$ 加权像都呈低信号强度。

### （一）磁共振成像的优点

（1）MRI 成像能从多方位、多层面提供解剖学信息和生物化学信息，可在分子水平提供诊断信息，如水肿、炎症、关节积液及早期肿瘤，以不同于正常的信号将上述病变显示出来。

（2）MRI 成像具有较 CT 更强的软组织分辨率，能反映炎症灶、肿瘤周围被侵犯情况，一般认为 MRI 在脑、脊髓和关节内病变的显示上优于 CT 扫描。

（3）通过不同序列，可获得脂肪抑制技术，不需要造影即可获得类似于脊髓造影的磁共振液体（水）成像技术。MRI 还可以应用钆增强剂（Gadolinium，Gd DTPA）做对比显影，进一步提高对病变组织的分辨能力。

（4）MRI 检查无放射线辐射，并具有高度对比分辨力，且能提高病理过程的敏感度（包括信号特点和形态学改变），因此 MRI 特别适宜于判断软骨、韧带和骨髓组织，这是普通 X 线片和 CT 不及之处。对人体没有放射性损害。

### （二）磁共振成像在骨科中的应用

1. 脊柱疾病　MRI 可准确评价脊柱的各种病理情况，$T_1$ 加权成像适用于评价髓内病变、脊髓囊肿和骨破坏病变，而 $T_2$ 加权成像则用于评价骨唇增生、椎间盘退行性病变与脊髓损伤。

（1）脊髓病变：可清楚显示脊髓空洞、脊髓栓系、脊髓纵裂、硬膜内脂肪、脊髓脊膜膨出等脊髓病变。

（2）脊柱感染性疾患：如化脓性骨髓炎、脊柱结核与椎间盘炎。脊柱化脓性感染在 $T_1$ 加权像上为低信号，$T_2$ 加权像上为高信号。MRI 对于诊断脊柱结核很有用，除椎体破坏外，还可见脓肿形成，有助于制定手术计划。

（3）椎间盘病变：正常椎间盘在 $T_1$ 加权像上呈低信号、$T_2$ 加权像上呈高信号。随着年龄增加，椎间盘的水分逐渐减少，因此在 $T_2$ 加权像上中央高信号区范围逐渐减小。目前认为椎间盘退行性病变首先是前方、侧方或后方的外层纤维环撕裂，但大多数患者的 MRI 上看不见上述纤维环的撕裂。少数情况下，在 $T_2$ 加权像上，因继发水肿及肉眼可见的组织形成，纤维环撕裂呈现比较明显的高信号带。上述 $T_2$ 高信号带可能与腰背痛有关。

椎间盘手术后患者，用 Gd - DTPA 增强剂行 MRI 可以区别是瘢痕还是又有新的椎间盘突出。在 $T_1$ 加权像上瘢痕为低信号，如应用钆增强剂，则瘢痕成为高信号，而椎间盘组织不被增强，在 $T_1$ 加权像和增强成像上均为低信号。

（4）椎管病变：MRI 可以清楚地显示椎管狭窄的部位、范围和程度。MRI 可以显示神经根管狭窄，硬膜外脂肪和侧隐窝脂肪减少是诊断神经根受压的重要征象。不过 CT 在判断骨组织、椎间盘组织在椎管狭窄中的作用仍要优于 MRI，尤其是 CT 脊髓造影，具有更好的对比度。

（5）脊柱、脊髓外伤：MRI 是脊柱与脊髓损伤重要检查手段，可提供较多信息，尤其是显示有关脊髓本身的创伤、椎管与椎旁软组织的改变，能够判断后方韧带复合结构的损伤情况，利于制定治疗方案。

MRI 对于脊椎压缩性骨折，除了可以显示骨折程度和脊柱序列情况，还可由椎体内骨髓信号的变化得知骨折的急慢性及愈合程度。如压缩性骨折非常严重而且扁平，在 $T_1$ 加权像上呈高信号，$T_2$ 加权像呈低信号，表示为慢性压缩性骨折，椎体内已被脂肪组织所替代。如果在 $T_1$ 加权像上椎体呈低信号，在 $T_2$ 加权像上呈高信号，则表示骨折后仍有骨髓水肿的现象，可能为亚急性骨折，其骨髓水肿可以引起患者背部疼痛。上述改变有助于临床上选择责任椎体进行椎体成形术或后凸成形术。

2. 关节疾病　如下所述：

（1）髋关节疾病：MRI 对软组织分辨率高，又有各种不同的序列技术，能早期发现股骨头缺血坏死、关节唇的撕裂、骨关节病与肿瘤。MRI 诊断股骨头坏死的敏感性要优于 CT。股骨头坏死早期一般局限于股骨头前上方，与负重部位一致。坏死组织的 MRI 特征：$T_1$、$T_2$ 加权像均呈低信号，间质肉芽组织在 $T_1$ 加权像呈低信号，$T_2$ 加权像呈高信号，坏死边缘骨硬化在 $T_1$、$T_2$ 加权像均呈低信号。

（2）膝关节疾病：MRI 现在常规用于半月板撕裂（半月板可见延伸到表面的线型异常信号）、交叉韧带损伤（特别是前交叉韧带，表现为韧带外形的变化和继发的信号变化）、侧副韧带损伤（水肿或连续性中断）的诊断。

（3）肩关节：多平面成像可较好地显示肩袖和盂唇。肩袖损伤（主要是冈上肌腱）可有肌腱的退行性病变（$T_1$ 加权像和质子密度扫描上信号异常）、部分撕裂（$T_1$ 加权像信号异常伴 $T_2$ 加权像上的水肿）及完全撕裂，可见横过肌腱的液体信号（常为肌腱前缘，$T_2$ 加权像高信号）并与关节腔和肩峰下滑囊相通。

3. 骨与软组织肿瘤　恶性骨及软组织肿瘤，破坏骨髓腔或软组织，其 MRI 表现较 X 线平片为早。骨巨细胞瘤、骨肉瘤等破坏骨髓腔，常有缺血坏死，在 MRI 上呈低信号。

4. 骨与关节感染　急性骨髓炎髓腔发生炎性改变及骨皮质外软组织改变，MRI 的敏感性较 X 线平片高，可以早期发现，尤其是深部组织。对急性骨髓炎，$T_1$ 加权像见骨髓腔呈一致低信号至中等信号，骨皮质受累者呈中等信号；在 $T_2$ 加权像上髓腔炎症区为高信号，高于正常髓腔。

# 四、放射性核素检查

骨的放射性核素骨显像是将亲骨性核素及其标记化合物引入体内，以使骨骼显影。尽管核素图像的分析解释与传统的 X 线检查有类似之处，但二者之间存在显著差异。

放射性核素显像通过在患者体内注入的放射性物质发射光子，通过光能转换产生图像，它既能显示骨的形态，又能反映骨的活性，定出病损部位。传统的 X 线检查、CT、MRI 及超声检查是通过外部能量产生的射线（或声波）穿过人身而产生图像。核医学的图像是功能显像而不是解剖显像。通过一次注射放射性物质可以观察全身情况，是解剖显像的补充。X 线检查只能在骨质结构和密度发生变化后才能发现病变，但放射性核素骨扫描在骨的结构或外形尚未发生改变时，即可显示病变，所以具有早期发现病变的优点，特别是对骨肿瘤、骨转移病灶有早期诊断的价值。

放射性核素骨扫描在发现骨病变上具有很高的敏感性，能在 X 线检查或酶试验出现异常前更早地显示骨病变的存在。骨显像分为静态显像（局部显像和全身显像）和动态显像（三时相和四时相显像）

骨骼的无机成分羟基磷灰石结晶，能与组织液中可交换的离子进行交换。如这些被交换的离子为放射性核素，则骨内呈现放射性，使骨组织显影，其分布与羟基磷灰石结晶的分布相一致。目前临床上常用的骨显像剂，主要有亚甲基二磷酸盐（MDP），其次是焦磷酸盐（PYP）。

临床应用：

（1）搜索早期骨肿瘤：恶性肿瘤容易发生骨转移，脊柱是继发性骨肿瘤的最常见部位。放射性骨扫描可较早发现病灶，甚至可发现多发性病灶。对病情的发展及预后的判断有重要意义。

检查发现：①核素高度浓集，常见于骨肉瘤、尤因肉瘤、转移癌、嗜酸性肉芽肿、骨囊肿。②核素轻度浓集，多见于软骨肉瘤、内生软骨肉瘤。③核素无浓集现象，见于软骨瘤、纤维瘤。

（2）骨髓炎早期，此时 X 线检查往往呈阴性结果，而核素扫描在骨髓炎症状出现 24h 后，即可在病灶区内发现浓集现象，较一般 X 线检查至少提早 2 周。而且随病程发展，浓集密度逐渐增高。

（3）核素显像能直接反映脊柱移植骨成骨活性的程度。

（4）骨梗死在核素图像中表现为"冷区"，且持续时间达数周以上。

（宋敬锋）

## 第二章

# 骨科手术原理及技术进展

过去 20 年，骨科手术的原理和技术出现了巨大发展。人们对健康及美学等方面的更高要求迫使传统的手术观念和方法发生改变，医学模式向生物－心理－社会模式转变，这推动了骨科整体治疗观念的形成，改变了过去重局部、轻全身的治疗方式，代之以人性化、个体化的治疗思想。新的治疗思想的形成，又带来了手术观念和手术技术的更新，同时，电子学、光学、材料学、计算机技术以及工程学新理念、新技术的发展，也为外科手术新观念、新技术的形成与实现创造了条件。骨科手术治疗在这种新的医学模式和多学科的相互交叉中，向着微创化、个体化和智能化（可视化/数字化）方向发展。

## 第一节　骨科手术微创化

微创治疗是指采用对全身和局部尽可能小的创伤，达到治愈病损的目的。与传统的手术方法相比，它不是单纯地追求更小的手术切口，而是注意对病损和/或其周围环境的保护，避免全身性反应或使其最小化，降低并发症的发生，缩短康复时间。简言之，就是以最小的代价换取最佳的治疗效果。20 世纪中期关节镜的问世就是一项典型的代表。

微创概念的形成和发展，在骨科手术治疗领域具有里程碑式的意义。这种新理念的形成带来了几乎是所有骨科手术技术的更新，包括手术方式的改变、手术器械的革新、术前准备及术后护理的调整，甚至医患之间的相互认知和医院机构与人员结构的改变。与微创概念相对应的微创技术有着比内镜、腔镜技术、介入技术、显微外科技术更广泛的内涵，其形式也随着影像学、信息学、计算机技术的发展而更加丰富，出现了计算机辅助手术、机器人手术、异地手术、不用手术刀的手术以及集成式（一体化）手术工作室等革命性医疗模式与理念。

## 一、骨折手术微创化

### （一）理论基础

骨折内固定治疗的近代观念发生了两次重大转变。从早期偏重简单外固定到 20 世纪中期开始广泛应用的通过手术达到解剖学复位和坚强内固定，再到今天逐渐为人们所接受的生物学固定理念。这不仅仅是手术方式的转变，更是对骨折愈合过程的再认识和对影响骨折愈合与功能恢复条件的重新权衡。第一次转变大大提高了骨折的治愈率，降低了因长期制动造成的废用性肌肉萎缩、骨量丢失、关节僵硬等并发症的发生，但并未杜绝诸如骨折不愈合、延迟愈合、感染、再骨折等情况的发生。特别对于严重的粉碎性骨折，广泛的剥离与内固定手术并不一定能带来满意的骨折愈合与功能恢复。这引起了人们的重新思考。通过实验发现，接骨板造成的板下缺血和进而导致的骨坏死，是引起哈佛系统加速重塑的主要原因。血供不足不仅影响骨折愈合与塑形，而且导致局部免疫能力下降，使感染难以治愈，且容易形成死骨。由此引发了以保护血供为主的生物学固定（biological osteosynthesis，BO）理论体系的形成。它强调采用闭合或间接复位，不要求以牺牲局部血供为代价的精确复位，不要求固定物与骨之间的紧密接触，不要求骨折断端间的绝对稳定，这为微创技术在骨折治疗领域的应用提供了理论和实践基础。同时，人们也意识到，内固定对骨折部的应力遮挡作用，虽有利于防止骨折移位，但也导致了局部骨质疏松，这对内固定的材料与设计提出了力学相容性方面的要求。

### （二）技术改进

以 BO 理论为基础，带来了一系列手术原理、技术以及器械的改进。

1. 微创内固定技术　微创经皮接骨术（minimally invasive percutaneous osteosynthesis，MIPO）是体现微创化概念的一种骨折内固定模式，采用间接或闭合复位、经皮插入技术完成接骨板内固定。其产生与"内固定支架"理论的形成有关。

"内固定支架"的工作原理与外固定支架相同，借固定于骨折段的螺钉或钢针，与不直接接触骨骼的连接杆构成的机械构架固定骨折。不同的是"内固定支架"全部埋藏在体内，连接杆类似于接骨板但不接触或有限接触骨折段。传统的接骨板被螺钉紧密压迫在骨面，产生巨大摩擦力而维持固定，接骨板下的血供不可避免地遭到破坏。内固定支架技术改变了这种压迫固定方式，采用以保护骨膜血供为目的的支架固定方式。接骨板上的螺孔有螺纹与螺钉尾部的锁定，实现了接骨板与骨的不接触或有限接触。轴向应力通过螺钉与钢板形成的"一体化"支架传导，因此无须将钢板紧密压迫在骨面上。在皮质骨质量良好的骨干部位，还允许使用只通过一侧皮质的骨螺钉。

目前基于微创、内固定支架等理论设计并应用于临床的内固定系统，有早期的点接触式内固定系统（point contact fixator，PC‑Fix）以及后来出现的微创固定系统（limited invasive stabilization system，LISS）和锁定加压接骨板系统（locking compression plate，LCP）。经许多医院应用与随访，其疗效得到了肯定。

2. 联合固定及间接复位技术　联合固定是针对某一复杂骨折，一期或分期应用两种或两种以上的微创固定，在尽可能减少局部再损伤的基础上达到最佳治疗效果，是微创理念的又一体现。微创概念还包括复位技术的改进。直接切开复位是造成局部骨折块失血管化的主要原因，因此应多采用间接复位技术，不暴露骨折端，利用牵开和复位器械，借周围软组织的"合页""夹板"作用达到骨折复位的目的，以有效保留骨折块的血供。

此外，借助关节镜或影像导航系统进行骨折复位固定，是骨折治疗微创化的又一手段。利用辅助设备达到手术的微创和可视化，无须完全暴露骨折部位即可准确完成骨折复位和精确固定。目前，这类方法主要用于治疗累及关节或结构复杂部位的骨折。

## 二、脊柱手术微创化

20 世纪中期应用木瓜蛋白酶注射进行髓核溶解，可以看作脊柱微创治疗的实例，但当时并未形成系统理念。80 年代至 90 年代内镜技术在脊柱治疗领域取得了长足进步，加之经皮穿刺技术和监控设备应用范围的拓宽，才逐步形成了一套较为成熟的脊柱微创手术体系。

微创技术在脊柱领域的运用主要可归纳为两大类：经皮穿刺技术及内镜辅助技术。

### （一）经皮穿刺技术

经皮穿刺技术始于 20 世纪 60 年代，最初是在 X 线透视下，将蛋白酶注入椎间盘行化学融核。以后又出现了运用特殊器械经皮切除髓核，以及应用激光技术汽化髓核等方法。

射频消融髓核成形术是近年来出现的较新的治疗椎间盘突出症的微创技术。其原理是通过冷融切技术将组织细胞的分子链（肽键）击断，以移除大部分病变组织而不引起周围正常组织的不可逆损伤。与传统电烧、激光等热切割（300～600℃）方式比较，冷融切过程是一种低温（40～70℃）处理过程。髓核成形术是利用冷融切的低温（约40℃）气化技术，移除部分髓核组织而完成椎间盘内的髓核组织重塑，并利用加温（约70℃）技术使髓核内的胶原纤维气化、收缩和固化，缩小椎间盘的总体积，达到降低椎间盘内压的目的。手术主要适用于椎间盘源性疼痛和轻中度椎间盘突出症，纤维环尚未完全破裂者。

经皮椎体成形术是在影像学技术支持下经皮经椎弓根将骨水泥等生物材料注入椎体，以缓解疼痛、防止椎体进一步塌陷的新技术。20世纪80年代法国医生首先运用该技术将骨水泥注入椎体治疗血管瘤，此后该技术逐渐为更多的骨科医生所接受。目前已用于涉及骨质疏松、创伤及骨肿瘤引起的椎体骨折及疼痛的治疗。在维持椎体形态、改善生活质量方面取得了显著疗效，成为传统开放式手术的补充。1999年在原有成形术的基础上，美国研制出一种可膨胀球囊，操作时先经皮经椎弓根将球囊送入椎体，膨胀球囊使椎体复位，放气退出球囊，注入骨水泥，称为脊柱后凸成形术。理论上该技术可以较好地恢复椎体高度，改善后凸畸形，并有效避免经皮椎体成形术引起的骨水泥渗漏。目前，人们正着重研究具有足够强度的生物型可注射材料，以及复合生长因子的具有骨诱导特性的生物型可注射材料，以替代传统的骨水泥。

### （二）内镜技术

内镜技术在脊柱领域的应用始于20世纪80年代，90年代后有较快发展。除椎间盘镜的广泛应用外，胸腔镜、腹腔镜的应用进一步为脊柱的微创治疗开辟了新的发展空间。目前使用内镜技术可以完成神经根减压、椎间盘切除、椎体间融合、组织活检、脊柱畸形矫正、脓肿引流、椎间隙融合等多种手术，并可与激光等技术结合使用。

Mack等于1993年首次报道用胸腔镜进行脊柱外科手术。自此，胸腔镜手术逐渐用于胸椎间盘切除、脊柱畸形的前路松解、截骨及固定、椎体肿瘤切除、椎体骨折的前方减压、重建等手术中。在胸腔镜下进行交感神经切除也被不少医师采用，并且发展了多入路、双入路、单入路等多种术式。

1991年Obenchain首次使用腹腔镜进行腰椎间盘切除术。随后，Mathews、Zucherman、Kumar等人先后报道了使用腹腔镜进行前路腰椎融合的初步临床结果。与传统的开放手术相比，使用腹腔镜具有创伤小、并发症少、手术操作较容易等优点。腹腔镜除了经腹腔入路外也可经后腹膜入路，采用后腹膜入路无需腹腔充气，且可避免损伤腹膜大血管及下肢神经丛。经腹膜外镜下放置椎体间融合器是新近发展的一项新的微创技术，在McAfee所做的临床研究中效果满意。

显微内镜下行椎间盘切除、神经根减压，也是脊柱手术微创化的典型术式。应用最广泛的是在内镜监视下行腰椎间盘突出切除术，该方法通过术前影像学准确定位，在不到2cm的切口下建立工作通道，进行侧隐窝清理及髓核摘除，在不干扰脊柱正常生物力学结构的基础上完成神经根减压。目前该术式已在国内广泛展开。内镜手术也逐渐扩展至颈椎手术，在颈椎后路"钥匙孔"椎间盘切除术的基础上，发展出颈椎后路内镜下侧方椎间盘切除神经根管减压术，与传统的开放椎板神经根管减压术比较，两者的减压效果无显著差异，但出血、术后疼痛前者更少。近年有人尝试在内镜下行颈椎前路手术，因报道较少，疗效还待观察。

### （三）关节置换微创化

微创概念在创伤和脊柱领域已普遍为人们所接受，近来有人提倡微创化人工关节置换术。所谓微创化人工关节置换，简言之就是指通过较小的手术径路进行人工关节置换的方法。手术入路可以是原入路的缩小或另行设计的小切口入路。这些切口的特点不仅在于切口短小，而且均不横断任何重要的肌肉、肌腱或韧带，并借助专门设计的器械和灵巧、娴熟的技术完成手术。如由Sculco提出的髋关节单切口入路，切口经髋关节后外侧，平均长8.8cm。由Berger提出的双切口入路为两个小切口的联合，通过5cm以内的前方切口切除股骨头，安装髋臼假体，通过3cm以内的侧方切口安装股骨假体。通过6～14cm的切口进行全膝置换术，在国内外也有较多报道。

与更小化手术切口相应发展的是手术技术和手术器械的改进。Bonutti总结了微创化人工膝关节置换术中的若干手术技巧，包括：①通过膝关节的屈伸增加术野显露。②协调交错使用牵开器。③采用股四头肌微侵袭入路。④髌股关节囊上、下方松解。⑤原位股骨、胫骨截骨而不使之脱位。⑥使用小型化手术器械。⑦分块取出截骨块等。

提出人工关节置换微创化的目的是通过手术入路的改进减少软组织创伤，由此减少术中出血、缓解术后疼痛、加速术后康复、缩短住院时间，并改善手术部位的外观。但由于缺乏大宗病例的长期随访以及有效的对照研究，上述优越性仍被质疑。有研究表明，缩小切口并未减少术后输血量，在缓解疼痛及改善功能方面较传统术式也无明显差异。另外，有学者认为缩小的手术切口影响了手术视野的显露，增加了保护神经血管以及正确判断假体固定位置的难度，延长了手术时间。正如 Wright 所说："目前的研究表明，缩小的手术切口除了外观的改善，尚未体现出较传统术式更明显的优势"。

微创切口是优是劣尚无定论，但对于微创术式的研究将有助于传统术式的改良。切口位置的选择可以帮助缩小其长度；牵开器、截骨及假体安装器械的改进有助于减少术中软组织损伤；对于微创手术后改进的康复治疗，可能同样加速传统术式的术后康复。我们无须将微创技术与传统术式完全分开甚至对立起来，而应使二者的发展相辅相成、相互促进。

（宋敬锋）

# 第二节　骨科手术个体化

个体化治疗是根据个体的具体情况，提出并实施具有针对性的治疗方案。近 20 年个体化治疗已被逐渐引入骨科手术领域，其中最具代表性的是个体化人工关节或称定制型人工关节的设计应用。其制作过程大体分三步：①首先利用 CT、MRI 或 X 线等影像学信息重建骨骼的三维结构，用以分析和设计假体、模拟和评估手术过程。②对部分复杂病例应用快速原型技术制造三维模型，帮助手术医师建立复杂部位的立体印象，并成为设计、制造假体和体外模拟手术的模型，以验证和完成计算机辅助设计。③通过加工中心完成假体的制作。定制型人工关节的初衷是针对特殊患者如骨关节肿瘤、严重先天性畸形等，在切除或修复病损的同时重建关节功能。但随着个体化假体的研究和计算机技术及现代影像技术的发展，有人已尝试着将个体化假体用于普通患者，在体外测试与临床应用中已初步显示了其潜在的优越性。

## （一）理论依据

人工关节的发展至今已有近百年的历史，假体材料不断更新、固定方式不断改进使手术效果明显提高，但有限的使用寿命是限制其进一步发展的"障碍"。因此，如何延长假体使用寿命是人工关节研究的主要目的。有实验表明，提高假体与骨之间的解剖匹配度可显著改善关节置换的疗效，但人的骨骼结构存在很大差异，标准假体不能适用于所有的患者，这推动了人工关节个体化的发展。人工关节植入后，局部骨骼的负荷传递与应力分布情况直接影响假体的长期稳定性。高于或低于正常的负荷传递会影响骨的塑形与改建，导致骨吸收与骨丢失。只有达到假体与骨的精密匹配与合理的个体化设计，才能使骨的负荷传递接近正常。普通的标准假体与骨髓腔内壁的间隙较大，在受力时会产生明显的微动，造成骨小梁破坏，间隙进一步加大，并加快局部磨损。同时，关节内的磨损颗粒也可进入假体 – 骨间隙，进而导致骨吸收，假体松动。非骨水泥股骨假体微动试验研究显示，假体与股骨之间的精确匹配可以有效地控制两者间的微动，特别是垂直微动，减少因微动带来的不良后果。

## （二）临床应用

20 世纪 80 年代初，国外一些公司建成了柔性加工生产线，由医生选择、确定假体各部分的尺寸，然后生产者按要求制作假体，这是定制型人工关节的早期形式。随着计算机辅助设计（computer aided design，CAD）和辅助制作（computer aided manufacturing，CAM）技术的发展，产生了根据每个患者的骨骼解剖与病损特点单独设计一个最理想的人工关节的设想。1985 年 Nelson 开发出一种运用 CT 数据设计股骨骨髓腔假体的软件包，利用 CT 图像重建患者股骨上段的模型。1987 年，Robertson 等首次报告应用现代 X 线定量 CT 技术和三维图像重建技术建立个体化的股骨三维模型，经计算机辅助设计、加工生产出既与骨髓腔优良匹配，又能够手术植入的人工髋关节假体。由于个体化人工关节可以更有效地利用患者原有的骨组织，减少移植骨量，因此还被用于人工关节翻修术中。美国学者 Bargar 等人从 1986 年起采用 CT 图像优化设计，连续为 47 例全髋翻修患者实施定制型股骨假体置换术，随访 2~4 年，仅 1 例需再次翻修，显示定制型全髋翻修假体具有良好的效果，尤其是用于较为复杂的翻修术患者，有利于避免结构性植骨的晚期失效或全微孔表面假体的骨应力遮挡。目前利用 CAD/CAM 技术已可制作包括半骨盆、肱骨近端及骶髂关节等多处复杂结构的假体，在初期的临床应用报告中效果满意。近年来，定制人工关节假体在国内也得到了蓬勃发展，1986 年戴尅戎、王成焘等开始了系列化计算机辅助定制型人工关节的基础研究，1998 年在国内率先将计算机辅助设计与加工的定制型人工关节应用于临床，并提出"优先区订制"的设计思想。随后，定制型人工关节由髋关节发展到膝、肩、肘、腕、踝关节，并为肿瘤保肢患者制成了带膝关节、带髋关节的假体，并结合快速原型技术实现了半骨盆假体的个体化制作，随访 1～6 年的效果良好，远期疗效尚待观察。

尽管个体化假体体现了上述诸多优势，但仍存在许多问题有待解决。包括如何降低生产成本和缩短设计制作周期、如何获取更准确的 CT 等影像学信息、避免诸如金属等已植入体内的内植物造成的图像伪迹，以及射线束硬化、部分容积效应等造成的扫描误差、如何将三维 CT 数据与数控机床连接、随时生产所需的假体等。随着学科间更为广泛的交流与合作，相信这些问题有望在不久的将来得到解决。

需要个体化对待的还应包括多种复杂的创伤病例，如为满足治疗需要的超长或异形接骨板、环抱器等，目前也已进入个体化设计与定制的渠道。

（韩凌翔）

## 第三节　骨科手术智能化

计算机技术的迅速发展促进了可视化技术的进步，它与日益完善的影像学技术结合，在骨科领域形成了一种新的技术手段——计算机辅助骨科手术（computer assisted orthopaedic surger，CAOS），从而开始和加快了骨科手术向智能化（可视化/数字化）方向的发展。

### （一）分型及工作原理

目前主要有两种 CAOS 系统正在研究和应用中：主动系统和被动系统。

被动系统在术前或/和术中起导航作用，该系统可以实时地反映手术工具的空间运动轨迹，手术操作靠医生来完成。被动系统可分为三种类型：基于 CT 和 MRI 系统、基于荧光透视系统和通过运动学或解剖学标志获取数据的非影像学系统。手术过程包括以下三个步骤：①术前计划：主要是术前影像或定位信息采集。②术中注册：包括手术部位的空间注册、影像信息注册和手术器械注册。③示踪：显示手术器械在患者体内的相对位置、空间走向及运动轨迹等信息。其中，示踪技术即空间定位技术是其核心。实现该技术的方法主要有超声波定位法、电磁定位法和光学定位法。光学定位法是目前使用最广泛、精度最高的一种方法，计算机通过追踪器同时接受手术部位与手术器械发出的光信号，以获取两者的相对位置信息，将此信息与手术开始前获得的图像信息结合，根据立体视觉原理重建出目标的空间位置信息。

主动系统可以自动完成某些手术步骤，如前交叉韧带重建中的钻孔、髋关节置换中的股骨扩髓等。主要由两部分组成：计划工作站和机器人控制单元。首先利用影像设备获取计划工作站所需的数据信息，计划工作站可以展示手术部位的三维影像、确定必要的解剖标记和移植物的空间走向等。然后此信息被输入机器人控制单元，以控制机器人进行某些手术操作。手术过程中机器人通过特制的钳夹器械固定于手术部位，在医生的监视下完成指定任务。

另外，一种新型的 CAOS 系统正在实验研究阶段，即半主动系统。它属于第二代医用机器人手术系统，允许医生在机器人控制的安全范围内随意移动手术工具，既有机器人的精确性，又有人手的灵活性。

### （二）临床应用

一直以来，计算机辅助手术的临床应用主要集中在主动和被动两大系统内。在医用机器人研究方面，以美国的 Taylor 为首开发的 ROBODOC 系统最为典型，它在传统的工业机器人的基础上加以改进，并于 1989 年首次成功应用于全髋关节置换术。在欧洲已证实其在初次及翻修手术中的可行性。Birke 等人在尸体研究中发现，使用 ROBODOC 系统，假体与骨的匹配程度较传统方法更高，特别对于先天性或继发性骨畸形者，其优越性更为显著。近来，新型主动机器人系统——CASPAR（computer assisted surgical planning and robotics）系统已能完成关节置换术中扩髓和前交叉韧带重建术中建立隧道等操作。在一系列研究中证实 CASPAR 系统具有较高的准确性，但机器人固定的稳固性及术前和术中并发症的发生率仍有待改善。

在手术操作可视化研究方面，计算机辅助技术帮助医生从计算机屏幕上获得手术的模拟仿真及手术操作的实时反馈。该技术在神经外科领域首先获得了广泛应用，随后在脊柱的椎弓根植入术中得到应用，并开发了相应的导航系统。早期的研究大都是术前对手术区进行 CT 扫描，在此基础上制定手术计划，即基于 CT 的导航手术。典型的系统有 DiGioia 等开发的 HipNav 系统、Langlotz 等开发的脊柱导航系统。如今，新的研究热点是基于荧光透视的导航系统和无须任何影像学检查的开放式手术导航系统。典型的系统有瑞士的 Medvision 系统、美国的 Medtronic 系统、德国的 OrthoPilot 系统等。我国自行开发的安科 ASA - 630V 手术导航系统也已投入临床使用，其特点除具有足够的精确性和可操作性外，尚能一机多用，可用于脊柱与四肢内固定。

Amiot 等对手术导航系统与传统方法进行胸、腰、骶椎椎弓根钉植入的准确性进行比较，结果显示使用导航系统的安全性和准确性更高。

在骨折的治疗中，目前多使用基于荧光透视的导航系统，主要用于复杂结构的置钉和髓内钉固定时辅助选择进钉点、插入锁钉等。治疗范围包括：骶骨骨折，骶髂关节分离，髋臼骨折，耻骨骨折、股骨颈骨折及长管骨骨折等。使用该技术可以避免对骨折部位的显露，从而保持骨折部的血供和降低出血、感染等并发症的发生。而且术中无须不断进行 X 线透视，大大减少了术者和患者在 X 线下的暴露时间。通过计算机获取的信息，还可精确地选择进钉、预测内固定的走向和长度，以进行实时调整，在微创的基础上提高手术的准确性和安全性。Kahler 报道了运用该技术置入 55 枚骶髂螺钉，平均偏差仅 1.9mm。

Dessenne 等于 1995 年最早将非影像导航系统用于前交叉韧带功能修复术中，取得了满意疗效，随后该技术又拓展到关节置换术。在全膝置换术中，在患肢股骨、胫骨及足部安装动态参考点（发光二极管或反光标记球），通过下肢的运动确定力线。采用探针点取已显露的股骨及胫骨特征点，根据这些电子数据选择假体型号，并确定切割方位及切割量。最后，在导航的辅助下由医生完成手术操作。目前，这类系统在欧美的许多医院得到应用，并取得了良好的临床效果。国内也有少数医院开始应用这一技术。

近来，又陆续见到在计算机辅助下进行胫骨高位截骨及骨盆肿瘤切除的报道。可以预见，随着该技术的日益成熟，其适用范围将不断扩展。

（韩凌翔）

## 第三章

# 术前准备与术后处理

手术是骨科治疗的组成部分和重要手段，也是取得治疗效果的关键环节，但一次成功的手术，可以完全毁于术前准备的微小疏忽和失败于术后处理的不当。因此，骨科医生要像认真对待手术操作一样，重视骨科围手术期的处理。

## 第一节　术前准备

术前准备的目的应该是使患者以最佳的状态接受手术。术前准备与手术的类型有密切关系。骨科手术种类繁多，但就手术急缓的程度大致可分为三大类：①择期手术：大多数需要骨科治疗的患者，病情发展均较缓慢，短时期内不会发生很大变化，手术时间可选择在患者的最佳状态下进行。如小儿麻痹后遗症的矫正手术等属于择期性手术。这类手术的特点是术前准备时间的长短不受疾病本身的限制，手术的迟早也不会影响治疗的效果，手术可选择在做好充分准备和条件成熟的情况下进行。②限期手术：有些疾病如恶性骨肿瘤等，手术前准备的时间不能任意延长，否则会失去手术的时机。为了取得较好的手术效果，要在相应的时间内有计划地完成各项准备工作，及时完成手术，这类疾病的手术称为限期手术。③急症手术：开放性骨折的清创缝合、断肢再植等，属于急症手术。这类患者病情发展快，只能在一些必要环节上分秒必争地完成准备工作，及时手术，否则将会延误治疗，造成严重后果。三种手术的术前准备基本相同，但急症手术因伤势较重，加之伤口污染、损伤严重继续出血等，通常需要在较短时间内完成必要的术前准备，而后二者可以从容不迫地做完必要检查，待条件适宜再行手术。急症手术因其紧迫的特殊性，以下单独列出。

## 一、急症手术的术前准备

除特别紧急的情况，如呼吸道梗阻、心跳骤停、脑疝及大出血等外，大多数急诊室患者仍应争取时间完成必要的准备。首先在不延误病情发展的前提下，进行必要的检查，尽量做出正确的估计，拟制定出较为切合实际的手术方案。其次要立即建立通畅的静脉通道，补充适量的液体和血液，如为不能控制的大出血，应在快速输血的同时进行手术止血。

骨科医生可按下列三个步骤处理，即首诊检查、再次检查及有效处理措施。

### （一）首诊检查

主要是保护生命体征，一般遵循 ABC 原则：

1. 保持气道通畅（airway，A）　在交通事故中，死亡最常见的原因为气道梗阻。急诊首诊医生首先要检查患者的呼吸道是否通畅，排除任何气道梗阻因素。

2. 呼吸支持（breathing，B）　对患者的气道通气功能进行评价，危及生命的急症有张力性气胸、巨大血胸、反常呼吸及误吸等。张力性气胸可通过严重的气胸体征及胸膜腔正压引起的纵隔偏移、静脉回流减少而诊断，此时应立即行胸膜腔穿刺减轻症状。这需要在 X 线检查完成之前进行。反常性呼吸（连枷胸）表现为患者虽能自主通气，但患者有持续发绀和呼吸困难，可通过观察胸壁的反常运动而诊断，需要通气支持治疗。对于呕吐物、血块、脱落牙齿，需要及时清除，处理的措施有向前托起患者颜面部、经鼻腔或口腔气管插管和气管切开等，气管切开一般用于紧急情况，不能作为一种常规方法。另外，对急性窒息的患者还可行环甲膜穿刺，但注意一般不适用于 12 岁以下儿童。

3. 循环功能支持（circulation，C） 检查患者的生命体征，即刻进行循环功能的评价和支持是必需的。控制外出血，加压包扎，抬高患肢，帮助减少静脉出血，增加静脉回心血量，而传统的头低位帮助不大。

4. 功能判定 对清醒的患者，进行快速规范的神经系统检查是必要的。对不清醒的患者，按照 Glasgow 评分（GCS），根据患者的光反应、肢体活动和痛觉刺激反应来评判患者的病情和预后。

### （二）再次检查

再次检查的内容如下：

1. 病史 病史应包括外伤发生的时间、地点、损伤机制、患者伤后情况、治疗经过、转送过程及患者既往史，如患者神志不清，应询问转送人员和家属。为便于记忆，可按照 "AMPLE" 顺序进行；A：过敏史（allergies）；M：药物（medications）；P：过去病史（Past illness）；L：进食时间（Last meal）；E：外伤发生情况（Events of accident）。

2. 详细的体格检查 体格检查应小心、全面，从头到脚依次进行。首先是神志情况，主要根据 Glasgow 评分（GCS）；仔细检查头面部，注意检查可能隐藏在头发内的损伤；对于高位截瘫患者，要注意区分头外伤和颈髓损伤，常规 X 检查是必须的，颈部在明确损伤前一定要固定；血胸、气胸是可预防性死亡的常见原因，注意要监测血压和肺通气功能，详细检查胸部，仔细阅读胸部 X 线片；腹部损伤也是可预防性死亡的常见原因，仔细检查腹部体征和监测生命指征变化，必要时行腹腔穿刺和灌洗术。四肢外伤一般比较明显，但要注意多发伤和合并血管、神经损伤的可能性。

3. 对任何可疑骨折行 X 线检查 对所有的多发伤患者，在初次检查后，都应行胸片、颈椎侧位和骨盆像，如怀疑脊柱骨折，应行正侧位及颈椎张口位像，必要时进一步 CT 检查。对意识有问题的头部外伤患者，常规行头颅 CT 检查。

### （三）有效处理措施

在多发伤患者的诊治中，可能会包括许多专家参与的多次手术和操作。应该综合患者全身的病情，适时讨论手术时机、类型和手术操作范围。

## 二、常规手术准备

在手术前应按以下流程：明确诊断，确定手术指征；术前综合评估患者情况；术前讨论，确定手术治疗方案；术前与患者及家属的交流；调整患者的健康状态最佳化；细化医生准备。

### （一）明确诊断，确定手术指征

术者必须全面掌握病史、临床表现和影像化验检查资料，将资料归纳分析后得出明确的诊断，并复验入院诊断是否正确，提出有力的手术指征。

### （二）术前综合评估

在确定患者是否需要手术治疗后，需要对患者进行术前综合评估，评价手术的风险，除外手术禁忌，这一阶段的主要目的在于确定患者能否接受手术治疗的问题。评估病史和有重点系统回顾的体格检查，然后决定是否需要进一步检查。根据患者的疾病程度、主要脏器功能状态以及全身健康状态，将手术危险分层化，可将患者对手术的耐受性分成二类四级（表3-1）。对于第一类患者，经过一段时间的一般准备后即可进行手术。而对于第二类患者，由于其对手术的耐受性差，手术风险非常高，且有可能高于手术的益处，那么需要多科室（例如麻醉科医生、内科医生等）会诊，请麻醉师及内科医生各自提出自己的见解，并最终确定是否存在手术禁忌。如果无手术禁忌，需要对主要脏器的功能进行认真检查，有针对性地做好细致的特殊准备后，才能考虑手术。如有必要可分期手术，暂时改善全身情况后再彻底地手术。

表3-1 患者耐受性的分类、分级

| 患者情况 | 一类 | | 二类 | |
| --- | --- | --- | --- | --- |
| | Ⅰ级 | Ⅱ级 | Ⅲ级 | Ⅳ级 |
| 骨科疾病对机体的影响 | 局限，无或极小 | 较少，易纠正 | 较明显 | 严重 |
| 主要脏器功能变化 | 基本正常 | 早期，代偿期 | 轻度，失代偿期 | 严重，失代偿期 |
| 全身健康状况 | 良好 | 较好 | 差 | 极差 |

### （三）术前讨论

在明确患者诊断、确定其具备手术指征并除外手术禁忌后，应提请术前讨论。此阶段的主要目的在于解决手术方法的问题。

在术前讨论中，首先由主管医师介绍患者的病史、重要体征以及辅助检查等资料，做出诊断，提出强有力的手术指征，同时提出手术治疗的目的及手术方案（包括术前准备情况、手术操作步骤、需要准备的特殊器械、术后结果评价以及术后护理注意事项等）。科内医生对此提出建议及评价，首先需要再次确认诊断是否正确，是否需要进一步检查；其次，评价手术方案是否合理，例如手术途径是否合理等等；最后，确定最终手术方案。

### （四）术前交待

因为患者及其家属的决定才是最终的决定，也只有他们才能决定是否可以接受手术的危险，所以一旦医生方面对治疗的意见达成一致，那么就需要在术前向患者本人及家属或单位交待清楚疾病的治疗原则、手术方案以及预后等，与其协商治疗方案，使患者方面从心理上认清接受手术的必要性，对手术要达到的目的及可能发生的并发症与意外事项等有所了解。如果医生与患者两方面最终对手术方案达成一致，应嘱患者或其监护人、委托人签好手术同意书。

### （五）调整患者的健康状态最佳化

任何一种骨科手术，都需要将每个患者的手术前情况调整到最佳状态。这也是术前准备的目的。通常，手术前需要以下准备工作：

（1）患者心理方面的准备：手术对患者是一极严重的心理应激，多数患者怀有恐惧感。患者住院后，由于生活环境的改变和工作、家庭联系的暂时中断，特别是对自身疾病的种种猜疑，患者的思想是很复杂的。对即将进行的手术治疗，怀着各种各样的顾虑：害怕麻醉不满意而术中疼痛；担心手术后不能坚持工作和丧失劳动力；对肿瘤根治性手术的效果悲观失望等。医护人员应和家属、亲友一起共同做过细的思想工作，有针对性地解除患者的各种忧虑，增强患者与疾病斗争的决心。同时，医生和护士要优质服务和满腔热忱、无微不至地关怀，使患者对手术充满信心，让患者从医护人员的言行中，建立起对手术的安全感和必胜的信念。

（2）适应性锻炼：长期吸烟者，住院后应立即戒烟。要求特殊体位下手术的患者（如颈椎前路手术，术中取头后仰、颈部过伸姿势），术前2～3d应在医生指导下进行相应的训练。术后病情需要较长时间卧床者，术前应进行卧床大、小便的练习。

（3）饮食的管理：中小手术的饮食一般不需严格限制，但必须在术前12h禁食，术前6h禁饮，以防麻醉和手术过程中发生呕吐而误吸入肺。

（4）肠道的处理：局麻下的一般手术，肠道无须准备。需要全麻和硬膜外麻醉者，手术前一日晚灌肠一次，排出积存的粪块，可减轻术后的腹胀，并防止麻醉后肛门松弛粪便污染手术台。

（5）手术前用药：体质差伴营养不良的患者，术前数日可适当输入适量的白蛋白液、复方氨基酸等，并口服各种维生素。手术复杂和时间较长或在感染区内的手术，术前48h开始预防性抗生素的应用，可使手术过程中血液内和手术野内保持一定浓度的抗生素，对减少术后切口感染的发生率有一定作用。

（6）手术部位的皮肤准备：病情允许时，患者在手术前一日应洗澡、洗头和修剪指（趾）甲，并更换清洁的衣服，按各专科的要求剃去手术部位的毛发，清除皮肤污垢，范围一般应包括手术区周围5~20cm，剃毛时应避免损伤皮肤。备皮的时间多数在手术前 1d 完成。手术前日晚主管医师应该仔细检查皮肤准备情况，如发现切口附近皮肤有破损、毛囊炎，应推迟手术日期。

（7）如术前应用抗凝药物，则应停用抗凝药物一周以上，并复查出凝血时间。

（8）高血压、糖尿病患者应控制血压及血糖接近正常水平。

（9）术后功能锻炼，器械的学习与使用。由于骨科手术后患者大多需要配合康复锻炼，因此术前应指导患者学习使用。

（10）如预计要输血，查血型，交叉配血试验，备血、预存自体血或准备吸引 – 收集 – 过滤 – 回输装置。

（11）特殊患者的术前准备：术前慢性贫血、营养不良的患者，应给以高蛋白质及高糖饮食，并补给各种维生素，必要时多次少量输血或血浆。幽门梗阻的患者常伴有较严重的水与电解质紊乱，术前应加以纠正，同时每晚用温盐水洗胃一次，共 3~5d，有利于胃黏膜炎症与水肿的改善。肝脏疾病的手术前准备应加强保肝措施，以增加肝糖原的储备。

婴幼儿有些器官发育不完善，基础代谢率高，糖原储备量较少，而且总血量明显低于成年人。手术前应特别注意水、电解质失调的纠正；宜常规应用维生素 K，以纠正术中的出血倾向；即使是短时间禁食，术前也应静脉滴注 5%~10% 的葡萄糖溶液。

老年人的重要生命器官逐渐出现退行性变，代偿和应激能力较差，消化和吸收功能日益减弱。另外，老年人常伴慢性心血管疾病和肺气肿，对手术的耐受力相应较弱。术前应该特别注意改善心功能和肺功能，加强营养，纠正贫血，最大限度地增加手术的安全性。

### （六）细化医生准备

1. 术前测量与设计　术前有关的绘图、设计、测量等是术前必须做好的准备工作，例如股骨上端截骨术，截骨线的设计、矫正的角度及矫正后的固定措施等都必须在手术前通过描图、剪纸计划好，以期术中能够达到预期矫正的目的。

2. 手术径路的选择　骨科手术途径非常之多，选错途径将增加手术困难，并有损伤重要结构的可能，一般来说以分开软组织少而能清楚显示病灶的手术途径为最佳途径。

3. 手术体位　手术体位与显露病灶的难易极有关系，为了显露满意，要慎重选择体位和铺无菌巾的方法。

4. 手术部位的定位　在术前要考虑周到，采用何种方法才能做到准确无误，特别是胸椎及胸腰段，如有变形或畸形，术中的定位标志常不明确，易发生错误，应该在术前找好标志，必要时应借助术中 X线透视或照片定位。

5. 器械准备　骨科手术常需要一些特殊器械和内固定物，为了方便手术，有些器械需要术者亲自选好，交手术室护士灭菌备用。

6. 其他科室准备　术中需要行放射线造影、特殊化验检查和冰冻切片检查时，主管医师应在手术前 1d 与有关科室取得联系。

（韩凌翔）

## 第二节　手术后处理

手术的结束并不意味着治疗的结束，术后处理是手术治疗的重要组成部分之一，忽视术后处理往往会对手术效果产生负面影响。术后处理也有全身和局部之分，短期和长期之别。

## 一、全身处理

与一般外科手术的术后处理基本相同，骨科手术后当天和短期内，须密切观察和及时处理手术创伤和失血反应、麻醉反应、手术并发症，以及观察是否继续失血、原有病情是否加重等。常规观察血压、脉搏、呼吸、体温、神志、液体出入量，治疗方面包括输液、镇痛及抗菌药物的应用等等。需要强调以下几个问题：

### （一）麻醉后反应

骨科手术的麻醉，成人上肢常用臂丛神经阻滞，下肢常用硬脊膜外麻醉，除儿童外，很少对四肢手术应用全身麻醉。脊柱手术或经胸手术的患者，在术后应重点护理。麻醉的改进并不意味着可以放松术后观察和处理。

### （二）输液与输血

禁食期间，每日应由外周静脉补入一定数量的葡萄糖、盐水和电解质。成年人每日补液总量为2500～3500ml，其中等渗盐水不超过500ml，其余液体由5%和10%的葡萄糖液补充。3d后仍不能进食者，每日可静脉补钾3～4g，如有大量的额外丢失，应如数补入。术后有严重低蛋白血症者，可间断补入复方氨基酸、人体白蛋白和血浆，以利于手术创口的愈合。慢性失血伴贫血的患者，术后应继续给予输血，以保证手术的成功。

### （三）饮食与营养

骨科手术很少干扰胃肠道，多从口服途径给液、给药和补充营养。一般情况下，局部麻醉后饮食不需严格的限制。较大的手术，进食的时间和饮食的种类取决于病变的性质和手术及麻醉的方式。由于手术创伤的影响、麻醉和镇痛药物的作用，术后短时间内患者的食欲有所减退。全身麻醉的患者有正常排气和排便后，开始正常进食。口服饮食的原则是先从容易消化吸收的流质开始，逐步过渡到半流质，最后恢复到正常的普通饮食。

### （四）抗感染

预防性应用抗生素大大降低了术后感染的发生，但是随便地预防性应用抗生素，非但不能减少感染的发生，反而有促进耐药菌株生长的危险，使医务人员忽视无菌术和手术基本操作的要求，错误地用抗生素来弥补无菌术和手术操作上的缺陷。

一般对于血运丰富的部位，如手部手术、一般软组织手术、时间短、不超过1～2h的无菌手术，均不需预防性使用抗生素。但对于人工关节置换术、大关节开放手术、脊柱手术等较大的手术或使用内固定的手术，均可考虑预防性应用抗生素。使用的方法为在麻醉后或作切口前从静脉给予抗菌药物1个剂量，若手术时间长或污染严重，可在4～6h后再给药一次。一般术后使用3d，有内固定物者5～7d，体温正常即可停用。

一旦手术部位出现感染迹象，宜及时更换广谱、高效及敏感的抗生素，并给予全身支持疗法，当发现切口内有脓液时，宜及时切开引流或闭合冲洗。

### （五）止痛、镇静和催眠药物的应用

几乎所有的骨科急症患者都会有疼痛和焦虑，使患者情绪尽快稳定下来非常重要。用药应根据患者的体表面积、既往药物应用剂量和病情来决定。

理想的止痛、镇静药物用量应使患者保持规律的昼夜作息制度，即白天清醒无痛，夜间安然入眠。日间因可以分散注意力，轻度的疼痛不适可以忍受，而夜间不同，失眠可导致患者虚弱。可考虑在患者入院后应用非成瘾性止痛剂。

1. 止痛剂　应用前应了解患者疼痛的严重程度。最有效的止痛方法是使用由患者控制的胃肠外途径鸦片类止痛剂。胃肠外应用止痛剂，可在避免毒性作用的同时保持血液中最低有效浓度。吗啡和度冷丁是最常用的药物。临床上常用的仍然是阿片类药物，一般在术后可用度冷丁50～100mg或吗啡5～10mg，肌内注射，疼痛持续者必要时可以4～6h重复1次。患者自控镇痛（PCA）和椎管内给药镇痛法，如硬膜外注药镇痛是近年来发展的较新的镇痛技术，若使用得当，临床效果较好。

2. 麻醉剂　这些药物有共同的不良反应，持续应用4周后会产生成瘾性。药物的作用和不良反应都有个体差异，要通过实验性应用药物尽快找出适合患者的最有效的药物。注意，对于慢性疼痛病史的

患者，麻醉剂不能有效地控制疼痛，一般要联合应用止痛剂。药物的不良反应包括抑制呼吸和咳嗽反射、降低膀胱的敏感性和结肠活动、恶心呕吐等，要及早采取干预措施。

3. 镇静催眠药物　　对于过度焦虑的患者，镇静药联合止痛剂往往有效。如患者正在接受功能锻炼，要在当天避免使用肌松剂。

### （六）预防静脉血栓

血栓栓塞是困扰每个手术者的棘手问题。老年人和卧床超过 1d 者都应采取预防措施，包括抬高患肢、鼓励患者做肌肉收缩功能锻炼改善循环，有条件时可应用弹力绷带和弹力袜或使用足底静脉泵。高危患者包括：既往有血栓病史；既往下肢手术史或慢性静脉曲张病史；口服避孕药；肿瘤；骨盆、股骨骨折；吸烟；下肢行关节置换后等。对这些患者应常规预防性治疗，腰麻或硬膜外麻醉可能会减少深静脉血栓（deep venous thrombosis，DVT）发生的概率。对于高危患者，术前应行多普勒超声检查。华法林及低分子肝素和四肢静脉泵，均可应用于预防性治疗。在预防血栓治疗的同时，要注意抗凝引起的并发症（出血、感染等）。

### （七）各种管道的处理

由于治疗上的需要，骨科手术后的患者常常带有各种管道，因放置管道的目的不同，各管道的拔出时间不尽相同。因此，必须认真管理，既要发挥各管道的治疗作用，又要防止因管道所产生的并发症。

1. 留置导尿管　　肛门和盆腔手术后常留有导尿管，留管时间长短不等，少数可长达 1~2 周。留管期间应记录每日尿量，定时更换外接管和引流瓶，应防止尿管过早脱出。留置时间较长的导尿管，应用呋喃西林溶液冲洗膀胱，拔管前数日可先试夹管，每 4h 开放一次，以促使膀胱功能的恢复。

2. 体腔引流管　　手术后胸腔引流管等在治疗上有重要意义。术后应仔细观察引流物数量和性质方面的变化，定时更换外接管及引流瓶，保持清洁，防止脱出。引流管的留置时间差异较大，确实达到治疗目的后才能考虑拔管。关于拔管的方法、步骤及适应证，可参考各有关章节。

3. 切口引流的处理　　部分手术为了防止术后切口内积血或积液，术毕于切口内留置有橡皮条或细橡皮管作为引流用，一般 24~48h 后拔出。手术创面较大、渗出物较多时，可适当延长时间，但要经常更换已被浸透的敷料，防止切口污染。

## 二、局部处理

患者从手术室返回病室后，对于手术肢体的局部处理，应注意以下几点：

### （一）患者的体位

手术后患者的卧床姿势取决于麻醉方法、手术部位和方式，以及患者的全身情况。全麻未清醒之前应平卧并将头转向一侧，以防呕吐物误吸。硬膜外麻醉和腰麻手术后应平卧 6h，可减少麻醉后并发症如头痛的发生。胸部、腹部和颈部的手术，如病情许可常采用半侧卧位，有利于呼吸和循环。脊柱或臀部手术后，常采用仰卧位或俯卧位。对于四肢手术，术后多需抬高患肢，其高度一般应超过心脏平面，以利于淋巴、静脉回流，减轻肢体水肿。

### （二）观察患肢血液循环

手术当天与以后几天密切观察患肢血液循环，是骨科术后处理的重要环节。其次，手术后用引流或负压吸引装置将伤口内的渗血渗液引出，对改善患肢血液循环和预防感染也极为重要。除负压吸引装置外，引流条的放置时间不可超过 36h，否则可增加伤口感染的机会。

### （三）预防褥疮等并发症

患者手术后常需长期卧床休养，容易发生褥疮、肺炎、尿路感染或结石等并发症，故定期翻身、协助四肢活动、鼓励起坐、主动活动、深呼吸、多饮水等，都是重要的预防措施。

### （四）手术切口的处理与观察

1. 无感染的缝合切口　　缝合切口无感染时应按时拆除缝合线，并根据切口愈合情况，按统一的要求做出准确记录。

（1）拆线的时间：经临床观察无任何感染迹象的切口，不应随意更换敷料。结合患者的年龄、营养状态、手术部位和切口大小等情况，决定缝线拆除的时间。颈部血运丰富，切口愈合较快，术后 4～5d 即可拆线；胸腹部切口需 7～10d；下肢、腰背部切口需 10～14d；腹部减张缝合线的拆除时间不得少于两周。切口一旦发生感染，折线的时间应该提前。

（2）切口的分类和愈合的记录：根据手术中的无菌程度，通常将缝合的切口分为三类，分别用罗马字Ⅰ，Ⅱ及Ⅲ来表示。而切口愈合的情况也分为三级，分别用甲、乙和丙来表示。每一个患者出院时都要对切口的愈合等级做出正确的记录，如Ⅰ·甲、Ⅰ·乙、Ⅱ·甲或Ⅲ·丙等。有关分类和分级条件归纳于表 3-2 及表 3-3。

表 3-2　缝合切口的分类

| 切口 | 基本条件 | 表示法 |
| --- | --- | --- |
| 无菌切口 | 手术基本上在无菌情况下进行 | Ⅰ类 |
| 污染切口 | 手术野与消化道、泌尿道及呼吸道相通 | Ⅱ类 |
| 感染切口 | 化脓、坏死的手术 | Ⅲ类 |

表 3-3　切口愈合的等级

| 愈合级 | 愈合特点 | 表示法 |
| --- | --- | --- |
| 甲级愈合 | 切口愈合良好，无不良反应 | 甲 |
| 乙级愈合 | 切口愈合欠佳，如有硬结、积液等，但未化脓 | 乙 |
| 丙级愈合 | 切口化脓感染及切口裂开 | 丙 |

2. 感染切口的处理　切口一旦发生感染，应及时拆除缝线，敞开伤口充分引流。交换敷料时，要仔细清除异物和坏死组织，脓性分泌物应做需氧菌和厌氧菌培养及药敏试验，以便能准确地选用有效的抗生素。若感染逐渐控制，肉芽组织迅速生长，可争取二期缝合，以缩短病程。

3. 观察创口出（渗）血　骨与关节手术后常因骨面继续渗血而创口流血。如渗血面积不大，应加压包扎，流血自止；如流血不止，则需手术探查，予以止血。

4. 观察创口感染　创口疼痛，体温上升，白细胞总数和中性粒细胞百分比上升，切口部位肿胀、波动和压痛等，显示有化脓性感染，治疗原则是有脓排脓。

## （五）石膏护理

石膏固定待石膏干硬后才能搬动，注意观察末梢血循环情况，防止并发症，后期还应观察石膏有无松动或折断，防止固定失败。拆石膏的时间，则决定于所做的手术以及 X 线摄片征象。

## （六）功能锻炼

功能锻炼可促进局部功能的恢复和全身健康，手术后应尽早活动，活动强度和幅度要循序渐进。早期活动可改善呼吸和循环，减少肺部并发症和下肢深静脉血栓形成的机会，也有利于胃肠道和膀胱功能的迅速恢复。

# 三、手术后的对症处理

## （一）恶心、呕吐

手术后恶心、呕吐是麻醉恢复过程中常见的反应，也可能是吗啡一类镇痛剂的不良反应。随着麻醉药和镇痛药作用的消失，恶心和呕吐即可停止，不需要特殊处理。但频繁的呕吐也可能是某些并发症的早期症状之一，呕吐有阵发性腹痛时，应想到机械性肠梗阻的存在。处理上要有针对性，如果无特殊情况，给以适当的镇静剂或解痉药即可。

## （二）腹胀

腹部手术后胃肠道的蠕动功能暂时处于抑制状态，手术创伤越大，持续时间越长。胃肠道蠕动功能在术后48~72h逐渐恢复，大致经过"无蠕动期－不规律蠕动期－规律蠕动期"三个阶段。胃肠道蠕动功能未能恢复之前，随着每一次呼吸所咽下的空气在消化道内大量积存，是引起腹胀的主要原因。严重的胃肠胀气可压迫膈肌影响肺的膨胀，压迫下腔静脉使下肢血液回流受阻，增加了深静脉血栓形成的机会。非胃肠道本身的手术，防治术后腹胀的主要措施是肌注新斯的明0.5mg，每4h一次，能促进肠蠕动的恢复。

## （三）排尿困难

其多发生于肛门、直肠和盆腔手术后的患者，全身麻醉或脊髓内麻醉后也可引起，前者是由于切口疼痛反射性引起膀胱括约肌痉挛，后者是由于排尿反射受到抑制的结果。少数患者由于不习惯卧床排尿，下腹膨胀有排尿感，但无法排出。处理方法：病情允许时，可协助患者改变姿势（或侧卧或立位）后排尿，也可于膀胱区进行理疗、热敷和按摩，以促进排尿。一般措施无效时，应在无菌操作下予以导尿，并留置尿管2~3d后拔除。尿潴留：创伤或术后尿潴留并不少见，如果膀胱已经扩张，需要有数天时间才能恢复至正常的敏感性，因此如果患者需要导尿的话，应使用细尿管、5ml气囊、留置尿管接引流袋。尿管应放置到患者下地行走或白天不用麻醉剂治疗为止。

## （四）便秘

尽量采取有效的措施，保证患者的大便习惯不受影响，饮食习惯改变和止痛剂的应用常会引起便秘。如果患者正常进食后仍有便秘，可口服通便灵或麻仁润肠丸，必要时可用开塞露塞肛或灌肠。矿物油也会有所帮助，但会造成维生素吸收障碍。

## （五）肺炎

长期卧床的患者容易发生坠积性肺炎。术后鼓励患者咳嗽、雾化吸入、使用化痰药，防止术后肺不张。一旦发生肺炎，需要使用敏感的抗生素及有效地排痰。

## （六）压疮

压疮容易出现在高龄、重症疾病及神经系统疾病的患者中，好发部位为腰骶部、足跟、臀部等。压疮可以成为感染源，甚至危及生命。加强护理、经常变换体位、使用特殊床垫、积极治疗全身疾病及纠正营养不良是预防压疮的基本手段，一旦发生后，对严重程度达三度者应尽早行清创及肌皮瓣覆盖。

## （七）心血管系统并发症

对于老龄患者，术前许多人并发心血管疾病，术后可以发生心律失常、心绞痛、心肌梗死，严重者可以发生心力衰竭、心搏骤停。术后宜加强监测，必要时送入ICU病房，一旦发生意外，需及时处理，并请内科会诊。

（吴亚鹏）

# 第三节　术后康复

骨科手术后康复治疗的目的是通过综合性康复治疗，巩固和扩展手术效果，改善和恢复功能，预防疾病的复发，使患者重返社会和改善生存质量。广义的术后康复治疗除了功能训练和假肢矫形器辅助治疗以外，还包括物理治疗、心理治疗、康复咨询、药物、护理等。

## 一、功能锻炼

在骨科临床中常用的功能锻炼在康复医学中也称为运动疗法，是利用运动锻炼，通过促进功能恢复或功能代偿来促进机体康复的方法。功能锻炼对预防并发症及保持整体健康有重要意义，为大部分骨科患者所必需，是骨科康复的基本方法，其他康复疗法则起辅助及补充作用。功能锻炼时的肢体和躯干运动，按运动方式分主动运动、被动运动和助力运动。外力作用于人体某一部分所引起的动作称为被动运动，一般用于维持或增大已受限制的关节活动范围、防止肌肉萎缩和关节挛缩。依靠患者自身的肌力进行运动的方式称为主动运动，主要用于维持关节的活动范围、增强肌力和持久力以及增强肌肉间协调性的训练。助力运动在肌肉主动收缩的基础上施加被动助力，适用于肌力在三级以下或病体虚弱时完成运动，以保持和改善肌力及关节活动度。应用专用的器械，在一定的范围内作持续的被动运动，以改善关节及周围组织的血液和淋巴循环、改善组织营养的方法称为连续被动运动。当肌力和关节活动度恢复到一定程度后，还应通过进一步的功能锻炼，如跑步、行走、骑车、游泳、跳绳、踏车和平衡板等增进机体的运动耐力、运动敏捷性和协调性，为即将回到日常工作和运动中作最后的准备。这些锻炼同时能增进患者的耐力。

## （一）肌力锻炼

肌纤维按碱性染色的深浅分为Ⅰ型和Ⅱ型纤维。Ⅰ型统称为慢肌纤维，其收缩较慢，厌氧潜能很低，对抗疲劳的能力很大，是做低强度运动及休息时维持姿势的主要动力。Ⅱ型统称为快肌纤维，其中ⅡB型收缩快，厌氧潜能很高，产生张力高，易疲劳，是做高强度运动时的主要动力。不同的肌力锻炼方式，对运动单元募集率的程度及Ⅰ型、Ⅱ型纤维的作用程度不同。一般而言，损伤后首先萎缩的是慢肌纤维，这可能主要是由于慢肌纤维容易反映正常本体感觉的消失，因此，应先做慢速功能的康复治疗，然后做快速功能的康复治疗。肌力锻炼时应正确掌握运动量与训练节奏，根据疲劳和超量恢复的规律，无明显疲劳时不会出现明显的超量恢复，故每次肌肉训练应引起一定的肌肉疲劳，但过大的运动量可引起肌肉急性劳损，过于频繁的练习易使疲劳积累，导致肌肉劳损。肌力锻炼时还应注意无痛锻炼，因为疼痛往往是引起或加重损伤的警告信号。有心血管疾病的患者，在锻炼时还需注意心血管反应和必要的监护。

1. 等长锻炼　等长锻炼是指肌肉收缩但肌肉长度和关节位置没有发生明显改变，是肢体被固定、关节活动度明显受限制或存在关节损伤等情况下防止肌肉萎缩、增强肌力的一种康复技术。优点是容易执行和重复，不需要特殊仪器和花费不多。缺点是有显著的角度和速度特异性，有报道认为这种锻炼对增强肌肉的耐力作用较差，同时对改善运动的精确性、协调性无明显帮助。通过选择一定的角度进行锻炼（多角度等长练习）能最大程度地全面增强肌力，同时减少对组织愈合的影响。通过双侧肢体的锻炼，可最大程度地利用"交叉"效应（cross – effect），即健侧肢体锻炼同样能增强患肢的肌力（大约30%）。每次等长收缩的时间不宜过长，一般不超过 5~10s。对那些因为害怕疼痛而不愿做自主收缩者，可用经皮电神经刺激（transcutanous electrical nerve stimulation，TENS），刺激强度应介于其感觉和运动阈之间，每次治疗时间约为10min。

2. 等张锻炼　等张锻炼时肌纤维长度改变，张力基本不变，同时产生关节活动。根据肌肉在收缩中长度变化的不同，又分为向心性和离心性收缩。向心性收缩时肌肉两端相互靠近，是维持正常关节活动的主要方式；离心性收缩时肌肉被动拉长，主要用于姿势的维持。等张锻炼典型的方法是直接或通过滑轮举起重物的练习，如哑铃或沙袋等。其优点是容易执行，需要的器械很少，能够很好地提高肌肉的肌力和耐力；缺点是等张锻炼时肌力输出和所受的阻力，将随着不断改变的关节角度和力矩而变化，还受到运动加速及减速的影响，阻力负荷不能大于运动周期中最低的肌力输出，否则无法完成全幅度运动。这样，在每一个周期中大部分时间所承受的负荷偏低，影响锻炼效果。

渐进性抗阻训练（progressive resistance exerclse，PRE）是 Delorme 于 1945 年首先提出并逐渐发展起来的经典的等张收缩训练。其原理是基于大负荷、重复次数少的练习有利于发展肌力。先测得某一肌群重复 10 次所能完成的最大负荷，以此负荷量为基准分三段训练。第一段取 50% 的最大负荷量重复 10次；第二段取 75% 的最大负荷量重复 10 次；第三段取 100% 的最大负荷量重复 10 次。每天完成三段训练一次。当在最大负荷量下能完成 15 次时，需提高最大负荷标准。

3. 等速锻炼　1967 年首先由 Hislop 和 James Pernne 等提出等速运动的概念，被认为是肌力测试和训练技术的一项革命。等速收缩需依赖特殊的等速肌力仪，锻炼时关节的活动速度恒定，但阻力会随肌力而变化。肌纤维可缩短或拉长，产生明显的关节活动，类似肌肉等张收缩。运动中等速仪提供的是一种顺应性阻力，如果肌肉收缩产生过多的力则为设备所吸收，转化为阻力，阻力和肌肉收缩时产生的力相互适应，即在一定的范围内用力越大，阻力也越大，所以等速收缩兼有等张和等长收缩的某些特点或优点，可使肌肉在短时间内增强肌力。等速技术在临床上主要运用于对肌肉功能进行评定、对各种运动系统伤病后的肌肉进行针对性的康复训练、对康复治疗进行客观的疗效评定等。等速锻炼的优点是安全、客观、重复性好、锻炼效率高等。缺点是这种锻炼是非生理性的，而且设备昂贵，锻炼时花费时间较多，使用过程中最好有康复师指导。

### （二）关节活动度练习

疾病和手术后的关节活动障碍主要是因为关节韧带、关节囊和关节周围肌腱挛缩或关节内外粘连所致，属于纤维性挛缩。制动后肌肉发生萎缩，首先发生萎缩的是慢肌纤维，可能是由于慢肌纤维容易反映本体感觉的消失。在制动第 5 周，股四头肌大约萎缩 40%。如果固定在肌肉短缩的位置，其萎缩的速率还可以加快。肌肉萎缩伴随着肌力下降。缺乏运动和负重的刺激，软骨细胞和纤维软骨细胞的营养就会受到影响。产生的废物也不能被消除，因而影响其正常的新陈代谢，表现为软骨细胞的异染性、含水量下降，细胞聚集成团，软骨受到破坏。这种变化超过 8 周就不可逆。成纤维细胞产生的胶原纤维循着应力方向排列，缺乏应力刺激其排列就会缺乏规律。在关节囊部位，这种变化加上原有胶原纤维的吸收会造成关节僵硬。对于韧带会造成韧带附着部位的吸收，韧带中胶原纤维顺应性和张力下降。制动 8 周后，韧带止点处的强度减少 40%，刚度减少 30%。由于制动产生不利于功能恢复的变化，而且制动超过 6~8 周后，这种变化的结果将非常严重，有些甚至是不可逆的，因此在条件允许的前提下，应该尽早进行主动或被动运动。

关节活动度练习的基本原则是逐步牵伸挛缩和粘连的纤维组织，需要注意的是及早地活动关节能防止关节组织的粘连和萎缩。大多数锻炼能够并且应该由患者单独完成，少数则需在康复师的指导下或借助特殊的器械来完成。应强调依据患者的个体情况决定活动开始的时间和活动范围。方法主要有：

1. 主动运动　动作宜平稳缓慢，尽可能达到最大幅度，用力以引起轻度疼痛为度。多轴关节应依次进行各方向的运动。每个动作重复 20~30 次，每日进行 2~4 次。

2. 被动运动　按需要的方向进行关节被动运动，以牵伸挛缩、粘连的组织。但必须根据患者的疼痛感觉控制用力程度，以免引起新的损伤。

3. 助力运动　徒手或通过棍棒、绳索和滑轮装置等方式帮助患者运动，兼有主动和被动运动的特点。

4. 关节功能牵引法　利用持续一定时间的重力牵引，可以更好地牵伸挛缩和粘连的纤维组织，从而更有效地恢复关节活动度。

### （三）耐力锻炼

耐力是指有关肌肉持续进行某项特定任务的能力。特点是肌肉维持姿势及作较低强度的反复收缩，主要针对不易疲劳和中度耐疲劳的 Ⅰ 型和 ⅡA 型纤维。其能量消耗依靠糖原及脂肪酸的氧化分解来提供，而不同于大强度快速运动时依靠无氧酵解供能，故不易造成体内的乳酸积聚。耐力性运动涉及全身性大肌群时，机体的有氧代谢大大活跃，故也称为有氧运动。有氧代谢能力同呼吸系统的摄氧、循环系统的运氧和参与能量代谢的酶的活力有关，因此有氧训练实质上是一种增强呼吸、循环、代谢功能的方法，其运动强度为最大耗氧量的 40%~70%。有氧运动锻炼可维持或提高患者的有氧运动能力，减少日常活动中的劳累程度，提高日常生活的活动能力，还可以改善心、肺及代谢功能，控制血脂及体重，对防止血管硬化及心血管疾病、提高远期生存率有重要作用。

### （四）持续被动锻炼

自 Salter 在 20 世纪 70 年代初提出关节的持续性被动活动（continue passive movement，CPM）的概念以来，CPM 已成为关节外科康复中的一个重要内容。CPM 被证明能增进关节软骨的营养和代谢、促进关节软骨的修复和向正常的透明软骨转化、预防关节粘连、防止关节挛缩、促进韧带和肌腱修复、改善局部血液淋巴循环、预防静脉血栓、促进肿胀、疼痛等症状的消除等。CPM 需用专用的器械进行，关节活动度一般从无痛可动范围开始，以后酌情增加。运动速度一般选择每分钟 1 个周期。运动持续时间原为每天 20h，现多缩短为每日进行 12h、8h、4h，也有每日 2 次，每次 1～2h。CPM 适用于人工关节置换术或韧带重建术后，也适用于关节挛缩、粘连松解术或关节软骨损伤修复术后、自体游离骨膜或软骨膜移植修复术后、四肢骨折尤其是关节内或干骺端骨折切开复位内固定术后等康复锻炼。

# 二、物理疗法

物理疗法简称理疗，是康复医学的重要组成部分，主要是利用各种物理因子作用于人体，预防和治疗疾病，促进机体康复。按作用的物理因子分类，一般分为两大类。第一类为自然的物理因子，包括矿泉疗法、气候疗法、日光疗法、空气疗法、海水疗法等；第二类为人工物理因子，包括电疗法、光疗法、超声疗法、磁疗法、冷疗法及水疗法等。骨科康复多采用人工物理因子，主要治疗作用包括消炎、镇痛、改善血循环、兴奋神经及肌肉组织、促进组织再生、促进瘢痕软化吸收、促进粘连松解和调节中枢神经系统及自主神经系统功能等。

## （一）光疗法

光疗法是利用日光或人工光线（红外线、紫外线、激光）防治疾病和促进机体康复的方法。

1. 红外线疗法　应用光谱中波长为 0.70～400μm 的辐射线照射人体治疗疾病，称为红外线疗法。红外线治疗作用的基础是温热效应。在红外线照射下，组织温度升高，毛细血管扩张，血流加快，物质代谢增强，组织细胞活力及再生能力提高。红外线治疗慢性炎症时，可改善血液循环，增加细胞的吞噬功能，消除肿胀，促进炎症消散。红外线可降低神经系统的兴奋性，有镇痛、解除横纹肌和平滑肌痉挛以及促进神经功能恢复等作用。红外线还经常用于治疗扭、挫伤，促进组织水肿与血肿消散，减少术后粘连，促进瘢痕软化，减轻瘢痕挛缩等。红外线疗法在骨科多应用于亚急性或慢性损伤、扭伤、肌肉劳损、周围神经损伤、骨折、腱鞘炎、术后粘连等，但有高热、出血倾向及恶性肿瘤者都禁用红外线治疗。

2. 紫外线疗法　紫外线的光谱范围是 100～400nm，应用人工紫外线照射来防治疾病称为紫外线疗法。紫外线的治疗作用包括抗炎、镇痛、加速组织再生、调节神经、脱敏、增强免疫功能等。多适用于各种感染性疾病、术后感染、神经痛和神经炎等的防治，恶性肿瘤、红斑狼疮、光敏性皮炎、出血倾向等都禁用紫外线治疗。

3. 激光疗法　应用物体受激光辐射所产生的光能来治疗疾病，称为激光疗法。激光的生物学效应包括热效应、机械效应、光化学效应和电磁效应。激光的治疗作用为消炎、止痛和促进组织再生。在骨科可适用于伤口感染、扭挫伤、神经炎和肩周炎。

## （二）电疗法

1. 直流电疗法　直流电疗法使用低电压的平稳直流，通过人体的一定部位以治疗疾病，是最早应用的电疗方法之一。目前，单纯应用直流电疗法较少。但它是离子导入疗法和低频电疗法的基础。在直流电的作用下，局部小血管扩张，血循环改善，加强组织的营养，提高细胞的生活能力，加速代谢产物的排除，因而直流电有促进炎症消散、提高组织功能、促进再生过程等作用。直流电可改变周围神经的兴奋性，并且有改善组织营养、促进神经纤维再生和消除炎症等作用，因此，直流电常用以治疗神经炎、神经痛和神经损伤。断续直流电刺激神经干或骨骼肌时，在直流电通断的瞬间引起神经肌肉兴奋，而出现肌肉收缩反应。断续直流电可用以治疗神经传导功能失常和防治肌肉萎缩。直流电疗法在骨科适用于骨折、骨折延迟愈合、周围神经损伤、神经痛、神经炎、术后瘢痕粘连等的治疗。急性湿疹、急性化脓性炎症、出血倾向禁用。

2. 直流电药物离子导入疗法　在直流电场的作用下，使药物离子从皮肤粘膜进入体内以治疗疾病的方法，称为直流电离子导入疗法。该疗法的作用是直流电和药物的综合作用，适用于周围神经炎、神经痛、骨折、术后瘢痕粘连等。

## （三）超声波疗法

频率 >20kHz 的高频声波对组织有温热和机械作用。与其他热疗作用一样，超声波也具有镇痛、缓解肌肉痉挛和加强组织代谢的作用。此外，还能促进骨痂生长。对新鲜的软组织损伤，超声波可以止痛、弥散血肿和软化瘢痕组织。在骨科可用于腕管综合征、急性腰扭伤、肩周炎、腱鞘炎、网球肘等，但若使用过量，可能会损伤组织，须格外小心。

### （四）传导热疗法

利用各种热源直接传给人体，达到防治疾病和康复目的的方法称为传导热疗法。以蜡疗常用。石蜡加热融化后涂布于体表，将热能传至机体。石蜡的温热作用能促进局部血液循环增快，使细胞通透性增强，有利于血肿吸收和水肿消散，提高局部新陈代谢，从而具有消炎作用。由于石蜡在冷却过程中凝固收缩，对皮肤产生柔和的机械压迫作用，能防止组织内的淋巴液和血液渗出，促进渗出液的吸收，并使热作用深而持久。此外，石蜡内含有油质，对皮肤和结缔组织有润滑、软化和恢复弹性的作用。适用于扭挫伤、肌肉劳损、关节功能障碍、瘢痕粘连及挛缩、局部循环障碍。但恶性肿瘤和有皮肤感染者禁用此法。

### （五）磁疗法

利用磁场作用于人体治疗疾病，称为磁疗法。不同强度的磁场具有镇痛、镇静、消肿和消炎作用。适用于软组织损伤、肌纤维织炎、创伤及术后疼痛、肩周炎及网球肘等。

### （六）冷疗法

利用寒冷刺激人体皮肤和黏膜治疗疾病，称为冷疗法。冷疗法的作用为消炎止痛、抗高热和抗痉度降低，感觉敏感度减弱。常用的冷疗法是局部冰袋或冰水湿敷，还可用雾状冷却剂。适用于扭挫伤、撕拉伤、肩周炎、肌肉痉挛等。但有感觉缺失、闭塞性脉管炎、雷诺病、高血压时禁用。

## 三、心理康复

骨科患者常伴有一定的心理障碍，他们悲观失望、情绪低落，甚至有轻生念头。对这些患者应做好心理康复工作。心理康复的原则是观察患者各阶段的心理反应，采取必要的对策。通过宣传解释、讨论交流、经常鼓励等方法，给予心理支持，使患者建立康复信心，提高功能锻炼的积极性，克服悲观、抑郁、消极情绪及各种思想负担。必要时使用行为疗法及抗抑郁、抗焦虑的药物治疗。

医师与患者之间应建立相互信任。对患者讲述病情和预后要简练、通俗，有说服力。避免模棱两可的意见或使用威胁性语气。目的是使患者了解病情，得到安慰和稳定情绪，增强战胜疾病的希望。在对患者解说病情和治疗方案时不应夸大其词，因为对疾患的过度忧虑往往会加重病情，甚至使患者产生逆反心理，拒绝治疗。心理康复要因人而异，对患有同一种疾患的不同患者，其心理治疗的方法是不同的。

此外，对严重功能障碍的患者应鼓励其参加力所能及的活动和工作。使他们感到自己是一个有用的人，这对心理康复也极有帮助。

## 四、作业疗法

作业疗法是针对身体、精神、发育上有功能障碍或残疾，以致不同程度地丧失生活自理和原有职业能力的患者，进行个体化治疗和作业训练，使其恢复、改善和增强生活、学习和劳动能力，在家庭和社会中重获有意义的生活。作业疗法其实就是将脑力和体力综合运用在日常生活、游戏、运动和手工艺等活动中进行治疗。

作业疗法的适应证十分广泛。凡需要改善四肢与躯干运动功能（特别是日常生活活动和劳动能力）、身体感知觉功能、认知功能和情绪心理状态、需要适应生活、职业、社会环境者，都适宜作业疗法训练。骨科的许多疾病都是作业疗法的适应证，例如截瘫、肢体残缺、周围神经损伤、手外伤和老年性骨科疾病患者等。

专门的作业疗法活动包括：①教授日常生活技巧。②提高感觉－运动技巧，完善感觉功能。③进行就业前训练，帮助就业。④培养消遣娱乐技能。⑤设计、制作或应用矫形器、假肢或其他辅助器具。

⑥应用特殊设计的手工艺和运动，来提高功能性行为能力。⑦进行肌力和关节活动锻炼和测试；⑧帮助残疾人适应环境等。

# 五、假肢、矫形器

对于伤残者可通过康复工程的方法和手段提供功能替代装置，促使功能恢复、重建或代偿。这类装置主要包括假肢、矫形器等。

## （一）假肢

假肢是为恢复原有四肢的形态和功能，以补偿截肢造成的肢体缺损而制作和装配的人工上、下肢。

1. 上肢假肢　目的是为了在上肢截肢或缺失后，用类似于上肢外观的假体改善外观形象，并利用残存功能或借助外力代替部分功能。

上肢假肢包括假手指、掌部假肢、前臂假肢、肘离断假肢、上臂假肢、肩离断假肢。按动力来源可分为自身动力源与外部动力源假手，按手的使用目的分为功能手、装饰手和工具手。

（1）功能手：假肢有手的外表和基本功能，动力源来自自身关节运动，分随意开手、随意闭手二类。

（2）装饰手：假肢无自动活动功能，只为改善仪表或平衡重力。

（3）工具手：为了从事专业性劳动或日常生活而设计、制造的。由残肢控制与悬吊装置、工具连接器和专用工具构成，一般不强调其外观，但很实用。

（4）外部动力假手：分电动和气动两类。电动手以可重复充电的镍镉电池为能源、微型直流电机为动力驱动假手的开闭。按其控制方法可分为开关控制和肌电控制，后者即肌电假手或称生物电假手，其控制原理是利用残存的前臂屈肌、伸肌群收缩时产生的肌电讯号，由皮肤表面电极引出，经电子线路放大，滤波后控制直流电机的运动。肌电手开闭假手指随意、灵活，功能活动范围较大，但结构复杂，费用高，使用前应经较长时间的训练。

2. 下肢假肢　目的是为了满足负重，保持双下肢等长和行走。下肢假肢除需模拟下肢一定的活动度外，要求有很好的承重及稳定性能，并坚固耐用。与上肢假肢相比，下肢假肢发展更早，使用更普遍。随着科学技术的进步，专家们提出了较完善、系统的假肢装配理论，使假肢学逐步成为涉及面颇广的一门学科，并不断地发展和完善。近几年在下肢假肢的研究中，值得注意的是不满足于使患者站立和行走这两个基本要求，而且发展了适应不同需要的、具有各种不同功能的假肢，以及直接与骨骼相连的种植型假肢。与此同时，围绕着改善患者步态、节省体力、适应不同截肢残端等要求，进行了大量的研发工作。

## （二）矫形器

矫形器又称辅助器，用于人体四肢、躯干等部位，通过外力作用以预防、矫正畸形，治疗骨关节及神经肌肉疾患并补偿其功能。

矫形器的主要作用包括：①通过限制关节的异常活动或运动范围，稳定关节，减轻疼痛或恢复承重功能。②通过对病变肢体或关节的固定促进病变痊愈。③防止畸形的发展或矫正畸形。④可减少肢体、躯干的轴向承重，减轻关节受力，保护关节。

1. 脊柱矫形器　主要用于限制脊柱运动、稳定病变节段、减轻疼痛、减少椎体承重、促进病变愈合、保护麻痹的肌肉、预防和矫正畸形。可分为颈椎矫形器、固定式脊柱矫形器及矫正式脊柱矫形器。值得注意的是各型脊柱矫形器都具有制动作用，长久使用必然引起肌肉萎缩、脊柱僵硬等不良后果，故应掌握好适应证，尽可能避免长期使用。并注意使用期间配合主动运动锻炼。

2. 上肢矫形器　主要作用是保护麻痹的肌肉，防止拮抗肌挛缩，防止或矫正关节畸形，改善功能。按其主要功能分固定性、矫正性和功能性三大类。

（1）固定性上肢矫形器的主要作用是局部相对制动，用于辅助治疗骨不连、关节炎或保护愈合组织等。

（2）矫正性上肢矫形器对某些关节的挛缩畸形起持续矫正作用，或限制关节的异常活动以防止畸形。

（3）功能性上肢矫形器可用于上肢肌肉瘫痪时，通过稳定松弛的关节来改善功能活动。

3. 下肢矫形器　主要用于辅助治疗神经肌肉疾患、骨与关节疾患。按其功能分为承重性、稳定性和矫形性，按其覆盖范围分为足矫形器、踝足矫形器或称短腿支具、膝踝足矫形器或称长腿支具、带骨盆带的长腿支具等。

（吴亚鹏）

## 第四章

# 骨折的早期并发症

发生骨折时，可并发全身或局部的其他损伤，导致损害肢体功能，甚至威胁生命。在治疗骨折时，应预防这些并发症。若能及时处理，绝大多数并发症是可以避免或减轻的。

## 第一节　创伤性休克

### 一、定义

1. 休克　休克（shock）是机体受到各种有害因素强烈侵袭，迅速发生的神经、内分泌、循环和代谢等重要功能障碍，表现为有效循环血量锐减，组织灌流不足，末梢循环衰竭，细胞急性缺氧等，从而形成的多器官功能障碍综合征。

2. 创伤性休克　创伤性休克（traumatic shock）是由于重要脏器损伤、大出血使有效循环血量锐减，以及剧烈疼痛、恐惧等多种因素综合形成的。因此，创伤性休克的病因、病理和临床表现均比较复杂。

3. 止血带休克　也被认为是创伤性休克的一种，系由于较长时间使用止血带突然释放而致。

### 二、发生率

创伤性休克在平时和战时均常见，其发生率与致伤物性质、损伤部位、失血程度、生理状况和伤后早期处理有关。由于严重多发外伤的发生率日益增多，创伤性休克的发生率也随之增高，统计可高达50%以上。创伤性休克是创伤救治中导致早期死亡的重要原因。

### 三、病理生理

休克的原因、类型不同，但病理生理过程基本相同。

#### （一）血流动力学变化

1. 休克早期　当机体受到如大出血等致休克因素侵袭后，血容量下降，心输出量也因此下降，此时，机体通过增加外周血管阻力，收缩周围血管的代偿反应，达到保持血压稳定。机体这种代偿反应是通过中枢和交感神经系统的兴奋和体液因素等综合作用的结果。由于儿茶酚胺类等血管收缩物质大量分泌，可以引起周围血管强烈收缩，使血液重新分配，以保证心、脑等重要脏器的血流灌注。故此时虽然心输出量下降，但通过代偿血压仍可保持稳定，这一阶段为休克代偿期，也即微循环收缩期。如能及时补充液体，纠正血容量不足，休克可能得到纠正。因此，休克早期又称可逆性休克。

2. 休克中期　如果休克代偿期不能及时有效地纠正，皮肤和周围脏器血管长期持续痉挛，由于发生血液灌流不足，引起缺血、缺氧，组织代谢成为无氧酵解。丙酮酸、乳酸等代谢产物因为不能够完全氧化而积聚，使组织处于酸性环境。同时被破坏的组织释放大量的血管有害物质，都将作用于微循环，使毛细血管前括约肌麻痹，毛细血管网可全部开放。但微静脉平滑肌和毛细血管后括约肌对缺氧和酸中毒的耐受性强，故仍处于关闭状态，因而毛细血管床的容量扩大，大量血液瘀积在毛细血管床内，血管内静脉压增高，液体外渗，有效循环血量进一步减少。此时，已进入休克中期，也即微循环扩张期。如果毛细血管前括约肌麻痹，全部真毛细血管开放，可使血管床容量达正常时的 4 倍以上，因而有效循环血容量骤减，所以，治疗时所需补充的液体量，要明显多出原来丢失的液量。

3. 休克晚期　休克中期阶段微循环扩张，如不能及时纠正，血液在微循环中瘀滞，组织因严重缺氧而遭受损害。由于毛细血管通透性增加，促使水分和血浆蛋白渗至血管外第 3 间隙内，血液浓缩，黏性增大，凝血机制发生紊乱，甚至形成微栓子，可产生弥散性血管内凝血（DIC），进入休克晚期即微循环衰竭期。如果 DIC 不能纠正，可以发生血管阻塞，形成细胞和组织坏死，导致多脏器功能衰竭。因此，休克晚期属于失代偿期，休克将难以逆转。

随着血流动力学的改变，微循环中，血液流态和流变学也发生明显变化。故在创伤性休克时，血液有形成分的黏着、聚集、嵌塞及血栓形成等，可导致微循环紊乱进一步加重。

### （二）体液因子作用

近年来，新的研究发现，体液因子中除儿茶酚胺外，还有若干新的物质和系统，对休克微循环病理变化起着重要作用。其中，存在肾素－血管紧张素系统中的血管紧张素，可引起内脏血管收缩，并可引起冠状动脉收缩和缺血，增加血管通透性，因而发生心脏缺血和损害，使心收缩力下降，加重循环障碍；血管紧张素还可与儿茶酚胺、血栓素等物质发生作用，反应性导致肠系膜血液减少，引起休克肠，进而使肠壁屏障丧失功能，大量肠腔毒素进入血液，肠道血管也可能因此成为血液淤积的重要场所。因此，这种休克肠变化，被认为是导致不可逆休克的关键器官之一。此外，血管紧张素可使胰腺灌流减少，导致心肌抑制因子形成和高血糖分泌，进一步抑制或损害心肌，加重休克。

前列腺素类物质中，除前列腺素体系（PGS）外，血栓素（$TXA_2$）和前列腺环素（$PGL_2$）也起重要作用。$TXA_2$ 是极强烈的血管收缩物质，并可引起血小板聚集并导致血栓形成；$PGL_2$ 的作用与 $TXL_2$ 相反，可以扩张血管和抑制血小板凝聚。发生休克时，$TXL_2$ 增加，$PGL_2$ 减少，可加重血栓形成，应用 $TXL_2$ 受体拮抗药凝血第 VI 因子 $PTA_2$，对实验性创伤性休克有防治作用。用山莨菪碱抑制 $TXA_2$ 合成，可促使血小板解聚，是治疗败血症休克的重要机制。

休克过程中，细胞缺氧和酸中毒，溶酶体膜不稳定，溶酶体膜类物质和毒素可促使溶酶体膜破裂，释放酸性蛋白水解酶，分解蛋白质，产生心肌抑制因子（MDF），除可减弱心肌收缩力外，还可引起内脏血管收缩，循环阻力增高。这是较长时间休克后，内脏血管不能自身调节功能的原因之一。

受到休克因素的刺激，可使脑垂体前叶释放大量 β－内啡呔，从而引起血压下降和心率减慢。应用拮抗药纳洛酮可增加心收缩力和心输出量，有良好的抗休克效果。另外，自由基增多可引起脂质过氧化，使血管内皮受损伤，血管通透性增加，应用其清除剂，如别嘌醇可起到一定抗休克的效果。

更多研究表明，参与休克微循环变化的体液因子种类很多，除 MDF 以外，还有肺损伤因子（PLF）、网状内皮抑制物质（RDS）、肠源性毒素以及多种凝血和抗凝血因子等，都可能在微循环的变化中发生重要作用，其中许多相关机制，尚有待通过深入研究并做出结论。

### （三）酸碱平衡紊乱

休克时缺氧代谢加剧，可造成乳酸、丙酮酸和其他有机酸性产物的堆积，从而发生代谢性酸中毒。酸中毒首先发生于细胞内，继而至细胞外液中。动脉血中出现代谢性酸中毒时，提示休克已进入晚期。

休克晚期，由于肺组织的严重损害，气体交换障碍，$O_2$ 不能有效进入体内，$CO_2$ 排出受限，因此血中 $CO_2$ 分压（$Pa(CO_2)$）升高，发生代谢性酸中毒，使 $HCO_3$ 下降，血 pH 下降。此时，已经同时存在代谢性酸中毒和呼吸性酸中毒，形成复合性酸中毒。病变发展到此阶段时，生命的危险性很大。

### （四）脏器改变

休克时，多种脏器可同时或先后发生功改变，产生心血管、肾、肺、肝、脑、胃肠道等重要脏器代谢障和免疫防御功能衰竭，其发生机制主要由于低灌流、缺氧和内毒素引起，病死率较高。

1. 肾脏　为最易受影响的主要器官之一。休克早期即可发生循环血量不足，加之抗利尿激素和醛固酮分泌增多，可产生肾前性少尿。如休克持续时间长，肾皮质因血流锐减而受损伤，肾小管坏死，发生急性肾功能衰竭。此外，肌红蛋白、血红蛋白沉积于肾小管，可形成机械性阻塞。毒素物质对肾小管上皮细胞的损害，也可促成急性肾功能衰竭。

2. 肺脏　肺微循环功能紊乱，肺内动、静脉短路开放，造成大量动静脉血掺杂，导致缺氧，因而可使肺泡上皮细胞受损，表面活性物质减少，血管通透性增加，造成肺水肿和出血、肺泡萎缩和肺不张，使通气和血液灌注比例失调。低氧血症持续加重，呼吸困难，进而发生成人型呼吸窘迫综合征（ARDS），也称休克肺。

3. 心脏　休克晚期，由于低血压和心肌内微循环灌流量不足等原因，心肌因缺氧而受到损害，可导致心力衰竭。

4. 肝脏　休克时，肝脏血流量可明显减少，肝总血流量可仅为原血量的60%，肝脏低灌注可导致肝细胞坏死，空泡变性，线粒体肿胀，肝巨噬细胞损害，使其失去对来自肠道细菌和其毒素的解毒能力，导致防疫功能减弱。临床上发生高胆红素血症和酶升高，严重时可出现肝功能衰竭和肝性脑病。肝脏的消化、合成、解毒、转化功能可受影响甚至完全丧失。

5. 胰腺　休克时胰腺细胞内溶酶体破裂，释出水解酶、胰蛋白酶，可直接激活 V 因子、VIII 因子、X 因子，容易引起肺血栓形成。心肌抑制因子直接损害心肌，组织蛋白脂酶、磷脂酶与休克不可逆结果有关。

6. 胃肠道　休克低灌注下可引起胃肠道黏膜缺血，发生糜烂、溃疡和应激性溃疡出血。

7. 脑　脑组织对缺氧最敏感，缺氧90s即可失去脑电活动，缺氧5min发生不可逆损害，临床上，早期脑缺氧表现为过度兴奋、烦躁不安，缺氧加重可导致脑水肿及其他继发性改变，表现由兴奋转为抑制，最后昏迷。

# 四、临床表现与诊断

损伤部位、程度和出血量与创伤性休克的发生相关，急诊时必须迅速得出初步诊断。对危重多发伤初诊时，不可只注意开放伤处理而忽略有创伤体征。通过注意观察伤员的面色、神志、呼吸情况、外出血、伤肢的姿态以及衣服撕裂和被血迹污染等情况，可为急救措施提供重要的依据。

## （一）症状

1. 神志　休克早期，脑组织缺氧尚轻，可有兴奋、烦躁、焦虑或激动。随着病情发展，脑组织缺氧加重，表现为表情淡漠、意识模糊，晚期可昏迷。

2. 面颊、口唇和皮肤色泽　当周围小血管收缩，微血管血流量减少时，皮肤色泽苍白。后期因缺氧、淤血，皮肤色泽变为青紫。

3. 表浅静脉　当循环血容量不足时，颈及四肢表浅静脉萎缩。

4. 毛细血管充盈时间　正常在1s内迅速充盈，微循环灌注不足时，充盈时间延长。

## （二）体征

1. 脉搏　在休克代偿期，周围血管收缩，心率增快。收缩压下降之前可先出现脉搏增快，是休克早期诊断的重要依据。

2. 肢端温度　由于周围血管收缩，皮肤血流量减少，肢端温度降低，四肢冰冷。

## （三）血压

临床上，常片面将血压的减低作为休克的诊断依据。其实在休克代偿期，由于周围血管阻力增高，收缩压可以正常，并可有舒张压升高，脉压差可低于4.0kPa（30mmHg），并有脉率增快，因此，休克代偿期应对脉率、血压和舒张压进行综合观察，避免延误诊断和治疗。

休克指数可显示血容量丧失程度，对治疗，尤其是输液量的掌握有一定参考价值。

休克指数 = 脉率 ÷ 收缩压（mmHg）。

休克指数正常约为0.5。如指数 = 1，表示血容量丧失20%～30%；如指数 > 1～2，表示血容量丧失为 30% ~ 50%。

### （四）尿量

尿量是观察休克病程变化的重要指标。正常人尿量约为 50mL/小时，休克时肾脏血灌流不良，尿的过滤量下降，尿量可减少，可通过留置导尿，持续监测尿量、比重、电解质、蛋白和 pH。

### （五）中心静脉压（CVP）

正常值为 0.59 ~ 1.18kPa，测量 CVP 可了解血流动力状态，反映心脏对回心血量的泵出能力及提示静脉回流量情况，对了解右心功能有一定帮助。但 CVP 不能确切反映左心功能，在休克治疗中，也不能直接反映血容量或液体需要量。因此，如 CVP 低于正常值，即使血压正常，也可说明血容量存在不足，需要补液。在输液过程中，除非 CVP 明显升高，否则应继续输液至血压、脉搏和尿量达到正常水平，然后然后再正常维持。如 CVP 高于 0.98 ~ 1.96kPa，血压低、尿少，则提示有心功能障碍，此时如继续输液，会加重心脏负担，甚至出现心力衰竭。

### （六）肺动脉嵌压

肺动脉嵌压（PAWP）采用漂浮导管从颈外静脉或头静脉插入，经锁骨下静脉、上腔静脉至肺动脉，测定肺动脉及毛细血管嵌压。其正常值为 0.78 ~ 1.56kPa。在呼吸、循环正常情况下，肺静脉压与平均肺毛细血管嵌压基本一致，因此能较准确反映肺循环的扩张或充血压力。此外，PAWP 与平均左心房压也存在以上类似关系，一般情况下，PAWP 不高于平均左心房压 0.13 ~ 0.26kPa；左心房平均压与平均左室舒张压有密切关系，正常时平均左室舒张压高于左心房平均压 0.26 ~ 0.78kPa。因此，PAWP 比 CVP 能更准确地反映左心房舒张压的变化和整个循环功能，如 PAWP > 2.6kPa，提示有严重左心功能不全；如 < 0.78kPa，表示血容量相对不足，需增加左心充盈，以保证循环血量；如 PAWP 为 1.56kPa ~ 2.34kPa，提示左心室肌舒张功能正常。

### （七）实验室检查

实验室检查，如血常规、血细胞比容、血小板测定、血 pH 和血气分析等，均应尽早进行。有助于早期治疗和判断休克的程度，并可作为病情变化的参考依据。

### （八）休克程度

临床上可将休克分为轻、中、重三度。由于休克前期症状在临床观察上有较重要意义，故一般也另作描述。

1. 休克前期　神志清楚；血压、脉搏正常或略快；皮肤温度正常；肤色正常；轻度口渴；中心静脉压正常；血细胞比容约为 0.42；尿量正常或略少。估计出血量低于 15%，约 750ml。

2. 轻度休克　神志清楚和淡漠；血压（12.0 ~ 13.3）kPa/（8.0 ~ 9.3）kPa；脉搏 100 ~ 120 次/min；皮肤温度发凉；肤色苍白；轻度口渴；中心静脉压降低；血细胞比容约为 0.38；少尿。估计出血量为 15% ~ 25%，约 1250ml。

3. 中度休克　神志淡漠；血压（8.0 ~ 12.0）kPa/（5.3 ~ 8.0）kPa；脉搏 > 120 次/min；皮肤温度发凉；肤色苍白；口渴；中心静脉压明显降低；血细胞比容约为 0.34，尿量为 5 ~ 15mL/h。估计出血量为 25% ~ 35%，约 1750ml。

4. 重度休克　神志淡漠至昏迷；血压（5.3 ~ 8.0）kPa/（2.6 ~ 5.3）kPa 以下；脉搏 > 120 次/min 或难触及；皮肤温度冷湿；肤色苍白至发绀、紫斑；严重口渴；中心静脉压可为 0；血细胞比容约低于 0.30；尿量 5 ~ 15mL/h；无尿。估计出血量为 35% ~ 45%，约 2250ml。

# 五、治疗

### （一）病因治疗

创伤性休克的主要病因是活动性大出血和继发重要脏器损伤所致的生理功能紊乱，多数需要采取手术治疗，才能达到纠正休克的目的。手术固然会加重创伤，甚至可使休克加重，但如不果断采取手术治疗，除去病因，休克将继续恶化，最终成为不可逆结果。例如，活动性大出血只有迅速止血，休克才能得到纠正。内出血一经确诊，应在输血、补液的同时，掌握有利的手术时机，果断手术止血。如果内出血不严重，原则上应在血容量基本补足、血压上升到 10.6~12.0kPa、休克初步纠正后再进行手术；如出血速度快，伤情波动明显，估计不除去病因休克无法纠正时，则应在积极补充血容量的同时紧急手术。紧急情况下的手术治疗，常常只能根据有限体征和检查数据做出决定，绝对不能因为缺少某些诊断依据而延误抢救时机。

### （二）恢复有效血容量

有效血容量是休克发生的重要原因，因此，补充血容量是抗休克的关键措施。休克时输液可恢复有效循环血量；改善体液的电解质和酸碱平衡、细胞成分及蛋白成分的组成以及达到补充营养、改善热量代谢、激活细胞活性、防止蛋白质分解等效果。输液方法和输液量应根据受伤情况、临床表现、休克程度、尿量和各项化验数据进行判断。

### （三）补充液体的选择

一般要求液体的电解质浓度与正常血浆相似，渗透压及渗透量与全血接近。液体分晶体和胶体两大类，晶体包括葡萄糖和电解质，胶体包括血浆、血浆代用品和全血。

1. 晶体液　常用有平衡盐液、生理盐水及林格液等。平衡盐液的电解质浓度、渗透压、缓冲碱浓度与血浆相似，且对磷离子有缓冲作用，能使血液稀释，降低血液黏稠度，改善微循环。因此，平衡盐液是抢救创伤失血性休克的首选药物。大量快速失血时，最初 15~3min 内，需经多根静脉通路输入平衡盐液 2000ml，可达到阻止循环恶化，并为输血准备赢得时间。老年休克使用胶体液效果较好。

2. 胶体液　胶体液分子量大，渗透压与血浆蛋白相似，能较长时间留于血管内，因此扩容疗效明显。抗休克时可与全血及血浆合用，以减少用血量。

血浆代用品中，羟乙基淀粉使用较多，其分子量约为 1000，性质稳定，无毒，无抗原性，对凝血无影响，扩容作用好，维持时间较右旋糖酐长，输入 6% 羟乙基淀粉，血中存留率 4h 为 80%；24h 为 60%；24h 后血中浓度渐低，很快由尿中排出。一般成人 24h 内最大量为 1 500~2000ml。

右旋糖酐 40 或超低分子右旋糖酐仍用于抗休克，但用量不宜多于 1000ml，否则容易可能因为干扰血小板活动功能，导致出血倾向。此外，右旋糖酐 70 有时可引起红细胞凝聚，影响血型鉴定或交叉配合，故多主张先取血做血型交叉而后再输入。

3. 全血　全血携氧能力强，是治疗出血性休克的重要措施。但库存血细胞保存期短，如用 ACD 溶液库存血，在低温 4~6℃ 的条件下，红细胞损坏率平均每日约为 1%，白细胞最多只能保存 5d，血小板 2~4h 开始破损，48h 显著减少，5d 可全部破坏。此外，还有偏酸性、$K^+$ 增高、携氧能力差、大量输入时常发生凝血障碍等。所以，对中等以上出血量不宜全部用库存血来补足血量，应输入一定量新鲜血以及电解质液或血浆代用品。目前多改用拘橼酸 - 磷酸盐 - 葡萄糖抗凝药代替 ACD 保存血液，对高 $K^+$、低 pH 等有所帮助，并可使血液保存期限延长。

严重失血时，不但要有足够的血量，而且要合理掌握输血速度和时间，必要时可以加压。在紧急情况下，早期少量输血的效果要比晚期显著提高，在 5min 内加压输血 200~300ml 的效果较 1h 内输入 500ml 效果还更为明显。患者不能耐受速度过快输血的主要表现是寒战，减慢速度可以缓解。

4. 血浆　血浆分液态血浆和干燥血浆两种，液态血浆可从冷藏全血的上层清液中分离，因此输入前需测血型；干燥血浆可室温保存，保存期长，便于携带，不需测血型，使用更加方便。

血浆含有白蛋白、各种球蛋白和电解质。白蛋白为高分子结构，有很高的胶体渗透压，能保持血容量，提高血压；球蛋白含有各种免疫球蛋白，是抗感染增强抵抗力的重要物质。

### （四）输液方法

抢救休克，应首先快速输入等渗盐水、平衡盐液或葡萄糖，同时做好输血准备。在急诊条件下，可根据现有条件，首先输入能够得到的液体。重度休克可在 10~3min 内输入 2000ml 左右，达到扩容效果。随后输入血浆增量剂，以加速恢复组织灌注，再根据需要输入全血或血浆。胶体与电解质一般可按

1：3或1：4的比例。急救时成人首先输入平衡盐液2000ml，小儿每千克体重70ml。输液后反应良好，伤情稳定，表示失血量可能低于20%，没有或仅有小量继续出血，可作观察，不一定需要输血；如输液后无反应或暂时好转后血压又迅速下降，表示失血量在40%以上或存在进行性内出血，应立即输入全血或手术止血。输血的同时应注意有适量的血液稀释，以减低血液黏度，增加心排出量，减少心脏负荷和增加组织灌流。

### （五）血管收缩药

常用的血管收缩药物有异丙肾上腺素、肾上腺素、阿拉明、去甲肾上腺素和去氧肾上腺素。

1. 异丙肾上腺素　为典型的β受体兴奋药，能使心肌收缩力增强，增加心排血量，降低静脉压，改善微循环及组织缺氧状态。异丙肾上腺素能使心脏兴奋和外周血管扩张，故可使收缩压升高、舒张压下降，并能解除休克时的小血管痉挛，增加微循环血流量，以改善重要内脏器官的血液供应。

用法：2.5μg稀释于5%葡萄糖500ml，每分钟1~10滴静脉滴注。

2. 阿拉明（间羟胺）　可直接兴奋α受体，升压作用较去甲肾上腺素弱，但作用缓慢而持久，可收缩周围血管，增加心肌收缩力，增进脑、肾及冠状动脉血流。

用法：15~100mg加于5%葡萄糖液500ml，每分钟20~30滴静脉滴注。也可肌内或皮下注射2~10mg，每2h1次。紧急情况下，可缓慢静脉滴注0.5~50.0mg，然后静滴。最大用量可至100mg。

3. 去甲肾上腺素　主要兴奋α受体，对β受体兴奋性弱，具有较强的血管收缩作用。用药后明显增加周围血管阻力，心排血量不变或增加，能增加冠状动脉血流量。缺点是可使肾血流量显著减少，导致少尿，长时间使用可发生肾功能衰竭，故不宜在低血容量性休克时使用。

用法：2~4mg溶于5%葡萄糖液中静脉滴注，维持收缩压12.0~13.3kPa。一般常与苄胺唑啉合用。

休克早期，因微血管已处于痉挛状态，不宜使用血管收缩药物，以免毛细血管血流更加瘀滞，加重组织缺血、缺氧。只有当血压下降，伴有明显冠状动脉和脑动脉血流不足，又不能及时补充血容量时才短期适量应用。

休克晚期，微血管衰竭，血管呈瘫痪性扩张，也不宜使用血管收缩药。

### （六）血管舒张药

应用血管舒张药物，有利于消除小动脉痉挛、增加微循环的血流量、改善组织缺氧、阻断恶性循环。但血管床容量突然扩大，可导致血压下降。因此，应用扩张药物时，一定要首先补足血容量，尤其在应用血管收缩药物血压可以维持，但末梢血循环未见改善的情况下，可以使用血管舒张药物。

可供选择的药物有α受体阻滞药，如苄胺唑啉、苯苄胺和受体兴奋药物异丙肾上腺素、甲苯丁胺。多巴胺既有兴奋β受体的作用，又有一定的α受体兴奋作用。

1. α受体阻滞药　酚妥拉明为α受体阻滞药，有对抗肾上腺素与去甲肾上腺素的作用，能降低血管阻力，增加周围血容量，扩张小动脉及毛细血管，增加组织灌注量，改善微循环，增加心输出量和改善心肌功能等作用。

用法：5mg加入5%葡萄糖液静滴，滴速0.3μg/min，可与去甲肾上腺素合用。开始可能有血压稍下降，继而逐渐上升，维持血压稳定在13.3kPa左右。

2. 多巴胺　有兴奋β受体和α受体的作用，可增强心脏收缩力，增加心排血量，对心率无明显影响。对周围血管有中、轻度收缩作用，使动脉压升高。可扩张心脏血管，增加血流量，有利于改善休克状态下重要脏器的血供需要。可使肾血管扩张，增加肾血液量及肾小球滤过率，增加尿量和尿钠排泄。

用法：200mg加入250ml或500ml等渗盐水、复方乳酸钠溶液或5%葡萄糖盐液中，使每毫升含多巴胺0.4~0.8mg进行静脉滴注。滴入速度由慢变快，可出现排尿增多及血压上升，如排尿量有减少趋向，则应减慢滴速，将滴速调整至尿量多、血压稳定为止。

3. 多巴酚丁胺　有选择性的β₁受体作用，对β₂和α受体作用较弱，对多巴胺受体无作用。能增强心肌收缩力，而对心率影响不明显。可与多巴胺联合应用，以增加心排出量和内脏心血流。

用法：250mg 加入 50% 葡萄糖或等渗盐水 200～500ml，每分钟 2.5～10.0μ/kg 静脉滴注。

目前临床倾向于以多巴胺治疗配合其他药物联合应用，如间断加用东莨菪碱。另外，前列腺素 E 有扩血管作用，也可与多巴胺合并使用。

综合上述，血管收缩药可提高血压，有利于心、脑血液供应，但限制了组织灌流；血管舒张药可使血管扩张，血流进入组织较多，但可引起血压下降，影响心、脑血流供应。两者各有利弊，因此，要正确处理血压与组织灌流的关系，针对休克的发展过程，做到合理掌握。同时还要要注意必须在补足血容量的基础上才可以使用这类药物。

### （七）纠正酸中毒

休克的缺氧代谢状态必然导致代谢性酸中毒，酸中毒又可加重休克的发展。酸中毒的存在，也常影响对其他并发症的治疗。因此用碱性药物纠正酸血症已成为抗休克的主要措施之一。但危重患者情况复杂，休克时 pH 不一定降低，不应常规应用碱性药物，而应连续进行血气分析，准确掌握酸碱紊乱及电解质，特别是钾的变化情况再给予纠正。

1.5% 碳酸氢钠 pH 为 8.6，可直接供应碳酸氢根，增加机体碱储量，为纠正代谢性酸中毒的首选药物，首次用量可为 200ml。

2. 乳酸钠溶液 呈弱碱性，本身无直接纠正酸中毒的作用，须在肝脏内将乳酸根氧化成重碳酸根后方起作用。由于休克时肝功能处于抑制状态，故其供应碳酸根的作用受到限制，故此一般常用 1/6 溶液，也可制成浓度为 11.2% 的摩尔溶液，使用时稀释 6 倍，初次用量为 100ml。

### （八）激素

应用肾上腺皮质激素对休克有一定保护作用。其机制可能是：稳定溶酶体膜；抑制水解酶的排出；抑制激肽的作用；防止线粒体酶及其内部构造的变化；抑制酸性磷酸酯酶对肺泡表面活性物质的分解；对血小板、多形核白细胞、溶酶体、肺毛细血管具有保护作用；维持肺泡 I 型、II 型细胞功能，防止水分渗出；增强肠壁对内毒素的抵抗力；激活网状内皮系统和改善组织代谢，促进 ATP 形成等。

虽然多数人主张在休克时应用肾上腺皮质激素，但仍有不同看法，激素可以抑制免疫功能，抑制白细胞在炎症区集结和抑制中性白细胞的吞噬和杀菌能力，应用激素并不能提高休克患者的成活率。动物实验证实，严重毒血症者，单用激素的休克模型 100% 死亡。激素与抗生素共用者，存活率显著提高。一般在补足血容量、纠正酸中毒后，病情仍不见明显改善，方可考虑应用。用药时间要短，一般不超过 48h。常用量为氢化可的松 10～40mg/kg，甲泼尼龙 30mg/kg，地塞米松 1～3mg/kg。也有短期大剂量使用氢化可的松 50～300mg/kg 或地塞米松 2～10mg/kg。

### （九）其他治疗

1. 给氧 保持呼吸道通畅、维持呼吸功能是预防和治疗休克中的基本条件，并应及时给氧，氧浓度以 40% 为宜。如果缺氧明显，有并发呼吸窘迫综合征的可能，可用面罩间断加压给氧，必要时应行气管插管或采用呼吸机持续正压呼吸，如仍不能改善可用呼吸终末正压呼吸，使氧分压至少达到 8.0kPa。人工辅助呼吸有助于治疗严重休克和预防成人呼吸窘迫综合征，给氧过程要注意监测心排出量和氧耗，并防止发生张力性气胸。

2. 利尿 大量输液后，如尿量排出不多，24h 内在 1000ml 以下或少于输液量 1/10，临床上休克症状一经纠正，即应减慢输液速度和减少输液量，同时使用利尿药。如果血压高达 18.6/12.0kPa 以上，则应紧急利尿。每小时用呋塞米 40mg，使血压下降至 18.6/12.0kPa 以下。

3. ATP ATP 减少是休克时导致线粒体功能减低，是免疫系统抑制的主要原因，通常外源给予 ATP 难以通过细胞膜，休克时细胞膜通透性增加，给予 ATP 和 $MgCl_2$ 可被摄入肝细胞内，提高休克治疗效果。目前休克治疗中常以能量合剂的形式应用：ATP 20mg、辅酶 A50IU 加入 5%～10% 葡萄糖 500ml 中静脉滴注。

4. 葡萄糖 休克晚期血糖值明显下降，是休克时的缺氧代谢，葡萄糖氧化不全，能量不足导致葡萄糖的低率利用和消耗增加所致。严重休克时静脉滴注高渗葡萄糖，可明显改善心脏功能。将葡萄糖和胰岛素及氯化钾联合应用，即 10% 葡萄糖 500ml 加胰岛素 12IU 加 10% KCl 10ml 静脉滴注，可增强葡萄糖的氧化作用，保护细胞膜，促进细胞功能恢复，有利于休克的治疗。

也有人主张休克早期应少用或不用葡萄糖，因休克时处于应激状态，血糖并不降低，输入葡萄糖，可造成利尿丢失体液，降低电解质浓度。

5. 体位　休克患者应注意采用合理的体位，如有颅脑或胸部损伤，可选平卧位；如心脏功能不全，可将下肢、头部和躯干各抬高 30°，以利下肢静脉回流和改善呼吸。

6. 其他　包括镇静、止痛、通风保暖、降温和环境安静等。

（吴亚鹏）

# 第二节　感染

感染是骨折的严重并发症，可导致骨折的延迟愈合甚至不愈合。感染多发生在开放性骨折，且有发生化脓性感染或厌氧性感染的可能，闭合性骨折的皮肤深层有损伤，也有较高的感染危险性。一旦发生感染，将使骨折的治疗更加困难，所以预防感染是骨折治疗的重要环节。

处理开放性骨折应做到早期清创，彻底清除污染、异物及坏死组织。复位和固定骨折之后，要达到使污染的开放性骨折转变成较为干净的闭合性骨折，才能不影响骨折的正常愈合。加之合理使用抗菌治疗，以有效预防和控制感染。创面如仅为皮肤剥脱伤或缺失，可采用植皮修复；如骨折断面暴露，无软组织覆盖，应早期采用邻近肌肉或皮瓣覆盖，有条件也可采用一期游离组织移植修复。

## （一）抗生素治疗

1. 全身应用抗生素　资料表明，开放骨折及早使用抗生素可使感染的危险性降低 59% 以往对开放骨折主张清创术前、后均常规行细菌培养和药敏试验。近年来，有资料表明，清创前培养阴性最终发生感染率为 8%；培养阳性为 7%；清创后培养阴性仍有 25% 发生感染。这些研究结果表明，污染的开放骨折可培养出多种细菌，但并不意味最终都会发生伤口感染。因而，有人认为不推荐清创前后做细菌培养，

2. 局部应用抗生素　10 多年来，开放骨折后局部应用抗生素有增长趋势，认为局部使用抗生素可使伤口有更高的抗生素浓度，比全身使用抗生素维持更好，降低了全身应用抗生素的毒副作用。临床实践表明，用含抗生素骨水泥串珠联合全身抗生素治疗开放性骨折，其感染率约为 3.7%；而单独使用全身抗生素的感染率为 12%。据报道，通过对局部与全身应用抗生素治疗开放性骨折的随访结果，两组感染率无统计学差异。局部应用抗生素的疗效是肯定的。局部抗生素治疗，只作为全身抗生素治疗的辅助治疗，不主张单独应用。近年来，出现了很多局部抗生素疗法，如含抗生素的骨组织或骨替代材料移植，以及抗生素涂层的髓内钉等，在动物实验中已充分表明有临床应用潜力。

## （二）手术时机

临床应用和动物实验结果研究表明，对开放性骨折主张应争取在 6h 内手术。对软组织污染的伤口，如能在 6h 内行清创术，感染率较低。据资料报道，5h 内行清创术，感染发生率为 7% ~ 12%，而 5h 后行清创术感染率高达 38%。

## （三）冲洗伤口

开放骨折清创术中，伤口冲洗是首要环节，规范的操作和合理使用冲洗剂，是保证清创效果的重要措施。

1. 冲洗液种类

（1）生理盐水：是最常用的冲洗液，可单独使用，也可加入碘伏、抗生素、肥皂液等。其目的是清除细菌，而不是杀菌。对比性实验研究结果表明，单纯生理盐水与抗生素液冲洗伤口的效果无明显差异，其中，肥皂液对清除泥土类物质很有效，而且对破骨细胞与骨母细胞的功能影响最小。

（2）洗涤液：体外实验显示，用橄榄皂液冲洗可去除黏附于软组织、骨骼以及钢板、螺钉表面的

细菌，效果优于使用抗生素溶液或生理盐水。

（3）庆大霉素液：为了预防伤口感染，以往较为普遍采用庆大霉素液冲洗开放骨折伤口的方法，但近年来研究表明，局部持续较高浓度的庆大霉素，对细菌数无明显影响，反而可明显抑制碱性磷酸酶和成骨细胞的活性，影响软组织修复和骨愈合的能力。因此认为，不应使用庆大霉素液冲洗开放骨折伤口。

2. 冲洗液用量　伤口冲洗可以去除伤口内的碎屑、异物、凝血块，同时减少细菌伤口内的细菌数量。伤口冲洗不应在急诊室进行，而应在手术室进行，有利于对伤口探查和分类。因为污染程度和软组织被挤碾的情况在急诊室易于忽视，影响对开放骨折类型的准确判断。伤口冲洗是开放骨折后预防伤口感染的重要步骤，临床常用伤口"大量冲洗"一词，但很少有资料表明准确的冲洗量应该是多少。国外冲洗液为袋装，标准的一袋为3L。Anglerl 等推荐，依 Gumilo 和 Anderson 提出的开放性骨折分类方法：Ⅰ型用1袋（3L），Ⅱ型用2袋（6L），Ⅲ型用3袋（9L）。但是，这种冲洗量尚缺乏理论根据，尚有待进一步探讨。

### （四）脉冲式冲洗

脉冲式冲洗包括高压脉冲与低压脉冲清洗，临床应用已较为普遍。研究结果表明，采用高压脉冲与低压脉冲清洗方法，对清除伤后3h 的伤口细菌的效果无明显差异，高压脉冲清洗方法一般用于受伤超过6h 的伤口后冲洗。也有高压脉冲清洗可增加局部骨组织损伤的报道。

（吴亚鹏）

# 第三节　脂肪栓塞综合征

由于骨折处髓腔内的脂肪滴进入破裂的静脉内，可引起肺脂肪栓塞、脑脂肪栓塞等。脂肪栓塞综合征是骨盆骨折、长管骨骨折及髓内钉内固定的严重并发症，据资料报道，在多发性长骨干骨折病例，肺部脂肪栓塞发生率高达约90%，但几乎都是无症状的亚临床型，仅有少数发展到有症状的临床型，病死率为2.5%～20.0%。少数严重者可发展成为呼吸窘迫综合征，病死率为50%～80%。

由于至今发病机制仍不明，故目前临床主要是采取支持、预防及综合对症的治疗措施。治疗应强调早期防治休克和及时、有效稳定骨折。

### （一）纠正休克

休克期间及低血容量状态下，脂肪栓塞的发生率增高，故须及时防治休克，补充有效循环血容量。

### （二）稳定骨折端

可防止骨髓腔内的脂肪滴进一步进入骨骼腔内的静脉血流。

### （三）呼吸系统支持

对于轻症，可用面罩吸氧。重症患者，必要时应用呼吸机辅助呼吸。

### （四）保护中枢神经功能

脑细胞对缺氧的耐受最差，脑缺氧昏迷者，应进行头部降温（冰袋或冰帽），对高热患者进行颈动脉降温，可以降低脑细胞的代谢，减轻脑细胞的缺氧损害，必要时可采用高压氧治疗。

### （五）抗生素治疗

预防肺部继发感染。

### （六）抗脂肪栓塞的药物治疗

（1）早期大剂量应用肾上腺皮质激素，有稳定细胞膜，抑制脂肪酸的毒性，抑制血小板聚集，降低毛细血管通透性，减少肺间质水肿和脑水肿及稳定肺泡表面活性物质的作用，效果较好，已被广泛应用。

（2）低分子右旋糖酐可预防或减轻弥散性血管内凝血，有降低血液黏稠度、疏通毛细血管及改善微循环的作用。

（3）抑肽酶有抑制脂酶分解中性脂肪的作用，可降低骨折后的高脂血症，降低脂肪酸对毛细血管内膜的损害作用。

（4）血清蛋白在血液中能与脂肪酸结合，减少脂肪酸的毒性作用。

（刘艳兵）

# 第四节　骨筋膜室综合征

人体四肢的肌肉和神经都处在由筋膜形成的闭合的间隔区之中。当间隔区内的压力增加时，就会影响该区域内的血液循环供应并且累及组织功能，严重可导致神经麻痹或肌肉坏死。临床上对此早有认识，但一直缺乏统一的名称，经过多年来研究，提出了"骨筋膜室综合征"这个定义，用以包括四肢不同部位的这类病理改变，为临床上早期发现和及时处理提供依据。

## 一、病理机制

任何原因导致骨筋膜室内压力增加，均可发生骨筋膜室综合征。常见原因是由于肢体内部组织肿胀，引起骨筋膜室内组织体积增大，或因肢体外部受压使骨筋膜室空间变小等。实验研究和临床观察结果认为，骨筋膜室组织压力升高并造成组织血液灌流不足与以下因素有关：

（1）间隔区内压力上升，可引起动脉痉挛。

（2）小动脉的管径小，但管壁张力较大，需要有较大的血管壁内外压力差才能使之保持正常开放状态。当外界组织内的压力上升或小动脉内的压力下降，以致上述临界压力差减少或不存在时，小动脉搏出减少甚至发生关闭。

（3）组织内压力超过静脉压力时，会使静脉塌陷无法舒张。在发生骨筋膜室综合征时，以上情况可能同时存在。观察表明，组织压较之动脉舒张压低 $1.33 \sim 3.99 \mathrm{kPa}$ 时，即已是小动脉临界闭合的压力，此时小动脉内血液循环停止，可导致组织缺血、缺氧。在本身血压较低的情况下，即使组织压不需升高，同样可因此影响组织的血液灌流。

（4）造成损害的程度与组织缺血时间有直接关系。临床观察，神经组织缺血 $3\mathrm{min}$，即可出现神经功能异常症状，完全缺血 $12 \sim 24\mathrm{h}$ 后，则会发生永久性功能丧失。肌肉在缺血 $2 \sim 4\mathrm{h}$ 后，即出现功能改变，而在缺血 $4 \sim 2\mathrm{h}$ 后，可以发生永久性功能丧失。肌肉缺血 $4\mathrm{h}$ 即可出现明显的肌红蛋白尿，血循环恢复后 $3\mathrm{h}$ 达到最高峰，且可持续 $12\mathrm{h}$。发生筋膜室综合征并持续 $12\mathrm{h}$ 以上，必然会导致肢体功能障碍，如肌肉挛缩、肌力及感觉异常或丧失，甚至组织坏死等。

## 二、临床表现

因为骨筋膜室内压力上升后，可以造成肌肉及神经损害的严重后果。因此，早期诊断和及时治疗至为重要。由于肢体发生骨折时也有剧痛，容易掩盖骨筋膜室综合征的疼痛症状而产生漏诊。容易误诊为动脉损伤、神经损伤、腱鞘炎、蜂窝组织炎或深部静脉炎。发病早期，因受累肢体远端的动脉仍可能触到搏动，毛细血管的充盈也可能存在，故易误认为肢体血运不受影响，而忽略了对骨筋膜室综合征的诊断和治疗。

检查时，受累的骨筋膜室可有明显肿胀、触及压痛，受累神经的分布区皮肤感觉异常，主动活动无力，而被动活动时则可引起剧痛。如在发生小腿骨筋膜室综合征时，被动屈曲足趾，可引起剧烈疼痛，这种被动牵拉试验，对于早期诊断骨筋膜室综合征有很大帮助。采用持续记录灌注生理盐水所产生的压力，也即测定灌注盐水所遇的阻力，认为可持续监测骨筋膜室内的压力。发生筋膜室综合征时，动脉造影可以正常。

# 三、解剖病理分类

## （一）前臂骨筋膜室

1. 前臂背侧　发生在前臂背侧时，局部组织紧张，有压痛，伸拇及伸指肌无力，被动屈曲拇指及手指时可引起疼痛（图4-1）。

2. 前臂掌侧　发生在前臂掌侧时，组织紧张，前臂掌侧有压痛，屈拇及屈指肌无力，被动伸拇及伸指均引起疼痛，尺神经及正中神经分布的皮肤感觉丧失（图4-2）。

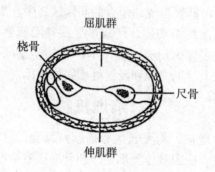

**图4-1　前臂骨筋膜室解剖关系**

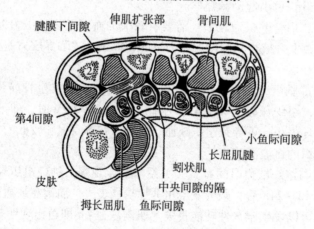

**图4-2　手掌间隙解剖关系**

## （二）小腿骨筋膜室（图4-3）

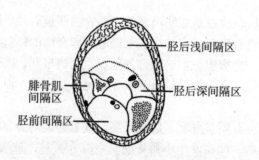

**图4-3　小腿骨筋膜室解剖关系**

1. 前侧骨筋膜室　当间隔区内压力升高时，除小腿前侧有组织紧张、红肿及压痛外，可有腓神经深支分布区域的皮肤感觉减弱或丧失，胫前肌及伸趾肌无力，被动屈趾引起疼痛。

2. 小腿后浅骨筋膜室　多见于股动、静脉或腘动、静脉损伤而仅修复动脉者。表现为强直性马蹄足畸形，小腿后方有肿胀及压痛，背屈踝关节时引起肌肉疼痛。

3. 外侧骨筋膜室　足不能外翻，小腿外侧腓骨处局部皮肤紧张及压痛，足背皮肤感觉消失，足内翻时引起疼痛。

4. 小腿后深骨筋膜室　小腿远端内侧，跟腱与胫骨之间组织紧张，并有压痛。屈趾肌及胫后肌无力，伸趾时引起疼痛，胫后神经分布的皮肤感觉减弱或丧失，同时可能体温升高，白细胞计数增加，血沉增快等。

## 四、治疗

1. 减压　早期减压尤为关键，要达到减压的目的，就要把覆盖该骨筋膜室的筋膜彻底打开。因组织和液体结构不同，只在组织切开一个小口往往不能达到减压目的。早期彻底切开受累骨筋膜室的筋膜，是防止肌肉和神经组织发生坏死，预防永久性功能损害的唯一有效方法。

2. 体位　出现骨筋膜室综合征时，抬高患肢是一种错误的做法，相反会加重已有的病变。因为抬高患肢后，会降低肢体内动脉的血压，在组织压力增大的情况下，动脉压的下降会导致小动脉的关闭，加重组织的缺血。任何抬高肢体，用冰袋降温以及外面加压和被动观察等待，只能加重肌肉坏死。

（刘艳兵）

# 第五节　挤压综合征

挤压综合征指四肢或躯干肌肉丰富的部位，受外部重力或重物长时间压榨或因长期固定强迫体位的压迫而造成的肌肉组织缺血性坏死。主要表现为以肢体肿胀、肌红蛋白尿及高血钾为特点的急性肾功能衰竭。常见于神志不清或瘫痪患者被体位造成的自压；或因车祸、建筑倒塌肢体直接受压榨；少数可见于高位断肢再植后，甚至解除止血带后的患者。

以往的病死率可达50%以上，近年来由于对急性肾功能衰竭治疗的深入研究，人工肾透析方法的有效应用，其病死率已明显下降。

## 一、现场急救处理

（1）消除病因，应尽早解除重物的外部压力或自压因素。

（2）固定伤肢，尤其对尚能行动的患者，若不采取固定措施，危险性更大，应尽量限制伤肢活动，也不应抬高。

（3）伤肢应暴露在凉爽、流通的空气中。

（4）对挤压伤口出血，避免应用加压包扎，除了有大血管断裂，尽量不使用止血带。

## 二、早期预防措施

1. 口服碱性饮料　不论肢体受压时间长短，在转运途中，可口服碱性饮料，用1000～2000ml水中加8g碳酸氢钠和适量糖及食盐饮用，可碱化尿液及利尿，防止肌红蛋白在肾小管中沉淀。不能进食者，可静脉滴注5%碳酸氢钠150ml。

2. 预防休克，补充血容量　解除肢体受压后可出现迅速肿胀，造成有效血容量减少。及时补充液体，可纠正血容量不足状态，达到增加肾血流量，预防肾血管痉挛，减少肾缺血及缺氧，防止休克发生。

3. 防止急性肾功能衰竭　治疗包括纠正水和电解质紊乱，纠正高血钾症、酸中毒及低钠血症，以及透析疗法、抗生素的使用和营养饮食等。

4. 早期切开减压　早期行骨筋膜室切开减压，可避免肌肉发生缺血性坏死或缓解其缺血损伤程度的过程，即使是已经发生缺血性坏死的肌肉，也可通过减压引流，防止和减轻坏死肌肉释出的有害物质侵入血流，减轻机体中毒症状。有明确致伤原因、尿潜血或肌血红蛋白试验阳性，不论受伤时间长短或伤肢远端有无脉搏，确定有一个以上肌肉间隔区受累，局部有水疱或明显张力增高和相应运动感觉障碍者，则可认为有切开减压指征。

5. 关于截肢　临床资料表明，截肢并不能降低挤压综合征的发病率和病死率，因而不应作为早期处理的常规措施。截肢作为挽救生命的措施，适用于肢体受挤压伤时间长且程度严重，患肢无血运或有严重血供障碍，估计即使能保留肢体也无功能者，或伤肢并发特异性感染如气性坏疽。

（刘艳兵）

# 第六节　急性呼吸窘迫综合征

急性呼吸窘迫综合征（ARDS）指由心源性以外的各种肺内外致病因素导致的急性、进行性缺氧性呼吸衰竭。1950 年报道了休克肺概念，随着发现导致该病原因的增多，1967 年提出了呼吸窘迫综合征的定义。为了区别婴儿因缺乏表面活性物质导致的肺泡表面张力增加和部分肺泡萎陷而引起的呼吸困难，又统一命名为成人呼吸窘迫综合征（ARDS）。随着对病理生理研究的不断深入，发现 ARDS 主要由于多种急性、严重的肺内或肺外病变发展到一定程度时，各种炎症介质导致内皮和上皮同时受损的结果。

## 一、病因

ARDS 可以由肺内和（或）肺外多种因素引起。

1. 肺部疾病　胃内容物误吸，毒气吸入，骨折引起脂肪栓塞，婴儿羊水吸入栓塞，胸部或肺外伤，重症肺部感染，呼吸道溺水等。

2. 肺外疾病　发生于任何原因的创伤或休克状态，药物过量，急性膜腺炎，弥散性血管内凝血，多发性创伤及大面积烧伤和严重感染等。

## 二、病理生理

肺是唯一接受全部心输出量的器官，而且与大气又有大面积直接接触，因此极易受到血流和大气原因所造成的损害。生理上，肺对这个损害反应能力很有限。尽管引起 ARDS 的疾病和原因很多，但都具有对肺损害的相似表现。

### （一）早期变化

（1）大量毒素或由其激发的各种炎性介质，首先在肺形成明显的炎性反应，造成肺大量内皮细胞受损、毛细血管通透性增加、蛋白渗出、间质水肿、肺泡为大量含蛋白的渗出液填塞，肺组织黏滞力增加。

（2）上皮细胞受损伤，造成 II 型细胞功能受损，表面活性物质生成减少和破坏增加，肺泡的表面张力增加、不均匀，致使大量肺泡萎陷不张。

由于上皮和内皮细胞受损，最终导致肺通气与血流失衡，右向左分流增加，大部分肺泡萎陷不张，为维持代偿，一小部分肺泡过度充气。由于肺泡过度通气代偿，在早期尚可维持在正常范围，以后可逐渐形成低氧血症。同时微小呼吸道水肿、分泌物阻塞，呼吸道阻力增加，肺明显水肿，质量增加，出现"湿肺"。此时肺功能残气量减少，肺泡并未完全受到破坏，仍有恢复的可能性。

### （二）晚期变化

ARDS 的病理过程，一般在 2~6 周，肺间质纤维化的增加，同时大量肺泡含丰富蛋白的渗出液为纤维组织替代，这时肺功能残气量也明显减少，肺间质弹性回缩力减低，肺变得僵硬，称之为"僵硬肺"。

## 三、临床表现

ARDS 具有以下临床特征：

（1）起病急，在直接或间接肺损伤后 12~48h 内发生，一般在最初 24h 内逐步发展，24~48h 达到高峰。部分可发生在休克症状纠正后而突然出现进行性严重呼吸功能不全、衰竭，以至死亡。

（2）早期有急性进行性吸气性呼吸困难，自发性持续性过度通气，呼吸频率每分钟 28 次以上，以既往存在的心肺疾病不能解释。肺部体征无特异性，双肺可闻及湿性啰音或呼吸音减低。

（3）常规吸氧后低氧血症难以纠正。

（4）无心功能不全证据。

（5）X 线照片早期病变以间质性为主，随着病情进展，可出现肺内实变，表现为双肺野普遍密度增高，透亮度减低，肺纹理增多、增粗，可见散在斑片状密度增高阴影，即为弥漫性肺浸润影响。

## 四、辅助检查

实验室检查是确定诊断、分析病情、指导治疗和估计预后的重要依据。临床上通常动态观察，包括氧合障碍、肺力学和肺循环力学三方面变化。

1. 动脉血氧分压（$Pa(O_2)$）　急性进行性严重低氧血症，经提高氧浓度给氧仍难以纠正是诊断 ARDS 的必备条件和特征。

2. 动脉血二氧化碳分压（$Pa(CO_2)$）　早期由于呼吸频数和过度通气而使 $Pa(CO_2)$ 降低或正常，晚期则因气体弥散障碍严重而增高。

3. $Pa(O_2)/Fi(O_2)$ 氧合指数　可反映通气-灌注比例与气体弥散功能，正常值为 500。$Fi(O_2)$ 的计算公式为：（鼻导管给氧）$20+4×$气流量（L/min）

ARDS 患者尽管 $Fi(O_2)$ 可有改变，但因有分流和通气-灌注比例失常，故 $Pa(O_2)$ 并不因 $Fi(O_2)$ 的提高而出现明显的增高。

4. QS/QT（分流量/肺总血流量）　QS/QT 是评定只有血灌注而无肺泡通气范围大小的指标，提示右心的静脉血在肺内未经过氧合而进入左心动脉系统的无效灌注部分。正常<6%，ARDS>7%。

5. pH　pH 的变化与以下因素有关：

（1）$Pa(CO_2)$ 降低为呼吸性碱中毒；升高为呼吸性酸中毒。

（2）$Pa(O_2)$ 下降后引起高乳酸血症、代谢性酸中毒的程度。

（3）原发病对酸碱平衡的影响。

6. VD/VT（死腔通气/潮气量）　$A-aD(O_2)$（肺泡-动脉血氧分压递差）、$Pv(O_2)$（混合静脉血氧分压，正常值为 5.98kPa）等均有参考价值。

## 五、诊断标准

ARDS 的诊断按照 1994 年欧美联席会议提出的诊断标准。

（1）急性起病。

（2）氧合指数［$Pa(O_2)/Fi(O_2)$≤26.6kPa，与呼气末正压（PEEP）水平无关］。

（3）X 线正位胸片显示双肺均有斑片状阴影。

（4）肺动脉嵌顿压≤2.39kPa，无左心房压力增高的临床证据，如 $Pa(O_2)/Fi(O_2)$≤39.9kPa 且满足上述其他标准，可诊断 ARDS。

## 六、治疗

呼吸治疗是 ARDS 脏器功能支持的重要步骤，临床包括呼吸支持和肺外治疗两个主要方面。

呼吸支持通过辅助氧合，维持组织充分氧合功能，促使受损肺的恢复，使肺泡充分地扩张，以增加功能残气量（FRC）的改善和保护组织的灌流；肺外治疗包括控制原发病因和积极防治危及生命的并发症发生。

## （一）呼吸支持

对 ARDS 的治疗，应给予达到充分氧合的最低氧浓度，一般氧浓度 Fi（$O_2$） <0.5，如使用部分再吸入面罩，则氧浓度可达到 70% ~80%，以便延缓应用机械性通气。

1. 机械通气指征

（1）慢性呼吸衰竭吸氧浓度 >30% 而 Pa（$O_2$）仍 <6.65kPa 或 Pa（$CO_2$） <10.64kPa，经用呼吸兴奋剂治疗无改善，此指征很有参考价值。

（2）Fi（$O_2$）超过 40% ~50% 而 Pa（$O_2$） < （7.98 ±0.66）kPa。

（3）A – aD（$O_2$）值：Fi（$O_2$）为 0.21 时 A – aD（$O_2$） >3.99kPa、Fi（$O_2$）为 1 时 A – aD（$O_2$） >13.3kPa。

（4）Pa（$CO_2$） >5.98kPa，提示存在通气不足。

（5）呼吸频率 >30 次/min 或 <5 次/min。

（6）潮气量 <5ml/kg。

（7）Pv（$O_2$） <4.66kPa。

2. 外控呼吸指征　通常选择辅助呼吸，只有出现下列情况时考虑改为外控呼吸，有自主呼吸者应先用神经肌肉阻滞药如吗啡、箭毒等阻断。

（1）严重呼吸性碱中毒。

（2）严重呼吸性酸中毒。

（3）自主呼吸与呼吸机不同步。

3. 定容型呼吸　由于压力型呼吸机吸入浓度不稳定，对潮气量控制也不够充分，且气道阻力增大、肺顺应性减低时，通气量减少，不能提供足够通气量的呼吸频度。发生 ARDS 后有肺水肿，肺内小气道及肺泡闭锁、萎陷，气道阻力常变大及肺顺应性降低及肺内压上升等变化，故 ARDS 不宜采用压力型呼吸机。采用定容型呼吸机，能维持潮气量稳定，对需要长期人工通气者较为理想。

4. 加压通气　加压通气治疗方法包括间歇性正压通气（IP – PV）、持续正压通气（CPAP）、呼吸末正压通气（PEEP）、高频通气（HFV）及高频射流通气（HFJV）等。20 世纪 60 年代末开始提出 PEEP 能帮助提高 ARDS 患者的动脉氧合，之后 PEEP 被作为逆转严重 ARDS 最有效的治疗方法。

（1）PEEP 的治疗机制：PEEP 治疗 ARDS，可使通气灌注比例失调得以恢复，功能残气量增加，肺顺应性提高，氧分压回升，A – aD（$O_2$）递差变小，气流降低及死腔减少等。①由于气道在整个呼吸周期始终保持正压水平，可使原已闭锁及萎陷的小气道和肺泡复张，增加了肺泡功能单位。②肺泡内气体压力升高，可阻抑肺泡及肺间质渗出液的形成与聚集，防止肺水肿。③有助于保存肺泡表面活性物质，从而缓解因表面张力增加引起的肺泡萎陷。

（2）PEEP 的监测：临床应用 PEEP 过程中，通过监测，可防止正压给氧压力过高引起的氧压伤，如造成气胸、纵隔气肿及以后发生透明膜病等并发症。①在血流动力学监测下，依据 MPAP 及 PAWP 调整，调整 PEEP 加压幅度，使 PEEP > PAWP，以减少对心输出量的影响。②根据血气分析、A – aD（$O_2$）及 QS/QT 的动态变化，随时调整 PEEP 压力，以减低 PEEP 压力。③控制吸入氧浓度，防止长期高浓度氧引起氧中毒，一般以 Fi（$O_2$） <40% 为合适。④监测潮气量和气道压力，也可根据 FRC 的改变，同时调整 PEEP。

（3）肺泡充气的判定：①判定方法：临床判定一个合适的 PEEP 值，应该达到较好的氧合、最小的呼吸机相关性肺损伤和最小循环系统的影响。需要明确应用 PEEP 后，即使 FRC 得到增加出并不等于是肺泡充气，因为增加了 FRC 只说明原来已经膨胀的肺泡得到扩张，而肺泡的充气是指在呼气未张开那些原来萎陷的肺泡。早期最简单的判定方法是 PEEP 应用和动脉 Pa（$O_2$）的变化，最大氧输送，最大静脉顺应性，压力 – 容量（P – V）曲线上曲折点及 CT 扫描等。②临床应用：开始可先用 100% 氧，再根据第 1 次血气分析情况调整，使 Fi（$O_2$）≤0.5，选用的潮气量可为 10 ~15ml/kg。如低氧血症无改善，可加大至 Fi（$O_2$）＞0.5，PEEP 从 0.29～0.49kPa 开始，此后获得满意的氧合。

慢性梗阻性肺疾患，如哮喘所致的低氧血症，不宜使用 PEEP，可选择附有间歇性指令（IMP）的 PEEP。

（4）脱离呼吸机的指征：随着患者呼吸功能改善，逐渐减低吸氧浓度，去除 PEEP 之前，应先观察自主呼吸 10min 以上。如出现呼吸增快，Pa（$O_2$）下降至 ＜7kPa，应暂缓脱机；如自主呼吸维持 6h，生命体征无变化，吸氧浓度在 40% 以下，Pa（$O_2$）≥9.31kPa，Pa（$CO_2$）＜5.32kPa，静态下 VT ＞5ml/kg，呼吸频率 ＜30 次/min，最大呼气压 ＞2.94kPa，神志清楚，则可以考虑脱机。

少数患者因长期应用呼吸机而对其有依赖，造成脱机困难。可使用顺应或辅助呼吸（AAV），即随患者吸气给一定压力辅助呼吸或采用指令通气（iMV）过渡。在意识清楚、无呼吸困难、排痰良好的情况下，可予拔管。

## （二）肺外治疗

为 ARDS 整体治疗的一部分，主要是病因治疗。

1. 低温疗法　当吸氧浓度达 60%，而 Pa（$O_2$）仍 ＜60mmHg 时，可降低体温至 31℃ 左右，以减轻氧耗及 $CO_2$ 的产生，减轻肺损伤。

2. 控制液体量

（1）补充胶体：在 ARDS 时，需重视胶体的应用和管理。由创伤、休克等引起的 ARDS 存在大量蛋白外渗、丢失，合成减少，导致血液胶体渗透压降低，从而加重肺水肿的发生，因此需及时补充胶体。

（2）补充血容量：及时补充血容量，可通过中心静脉压、血细胞比容、尿量、脉率、血压等动态观察，获得相对准确的补充血容量依据。单凭中心静脉压的测定值不能作为补充液体的唯一依据，应用 Swan－Ganz 漂浮导管测量肺动脉压和肺毛细血管楔压有更大的参考价值。ARDS 患者多处于分解代谢状态，如体重不减反而增加常表示有明显的体液潴留，尤其是 PAWP 增高时，除应控制液体摄入外，还应使用利尿药如速尿、利尿酸钠，但不宜使用甘露醇，如此可间接地减少肺间质的水分。

（3）恢复胃肠道功能：胃肠道是全身最大的免疫器官，也是肺部炎症细菌和毒素的主要来源。ARDS 常出现胃肠道屏障功能受损、菌群失调，大量细菌和毒素直接经淋巴管侵入肺部，加重肺内皮和上皮损伤。因此，尽早给予胃肠道进食，建立完整的胃肠道屏障，纠正菌群失调是 ARDS 治疗的关键步骤。给予谷氨酰胺有利于补充快速更新的胃肠道黏膜，尤其是小肠黏膜屏障的完整。同时给予一定量纤维物，以提供大肠黏膜必需的营养物质及促进胃肠道的正常蠕动。

（4）抗生素：即使原发病无感染，在发生 ARDS 后，可发生不同程度的肺部感染。应较早进行呼吸道分泌物的细菌学培养，根据结果合理应用抗生素。

（5）肾上腺皮质激素：在 ARDS 早期的 24～48h 以内，短期使用肾上腺皮质激素，可起到刺激 Ⅱ型细胞产生肺表面活性物质，稳定肺泡功能，防止肺泡萎陷，改善生理分流，纠正低氧血症以及减轻肺泡水肿，稳定溶酶体膜，改善微循环等作用。

（6）莨菪类药物：莨菪类药物是强有力的 α 受体阻滞药，对休克发生的微循环障碍，包括对肺微循环的改善有特别效应。此外还有兴奋呼吸作用，使呼吸幅度增加，改善肺吸氧能力，明显缓解毛细血管痉挛，增加通气效应，减少呼吸道分泌物。东莨菪碱且具有镇静大脑皮质、保护脑细胞的作用，减少患者的烦躁，从而降低氧耗。

# 七、预后

ARDS 的病死率为 25%～40%。在脓毒血症中，约有 1/2 发生呼吸窘迫综合征。据资料报道，美国每年发生 ARDS 患者约为 15 万例，病死率约为 50%，在采用呼气末正压通气（PEEP）之后，病死率降到 20% 左右。

# 八、预防

（1）发生休克后迅速恢复循环血容量。

（2）输血超过 4 个血量单位者，应使用标准的滤过器过滤。

（3）控制过量、过快输液。

（4）保留气道内导管，防止胃液误吸入肺，尤其昏迷状态下，直至患者完全清醒及充分的通气。

（5）给纯氧不宜时间过长，最好应用 40% 浓度的氧气。

（6）经常更换体位，积极鼓励患者进行深呼吸。

（7）补充营养。

（俞凤英）

# 第七节　弥散性血管内凝血

弥散性血管内凝血（DIC）是一种发生在多种严重疾病基础上或某些特殊条件下，由致病因素激活人体凝血系统，导致形成微循环弥散性微血栓及继发性纤溶解亢进的综合征。主要表现为难以控制的出血和细胞坏死为基础的内脏衰竭，预后很差，病死率为 58%～81%。死亡原因多为颅内出血、消化道出血、肺出血及呼吸衰竭、肝功能衰竭、肾功能衰竭。

## 一、病因机制

临床多种疾病均可导致 DIC。常见为感染、肿瘤、病理产科、手术及创伤，约占 80%。据报道，其中医源性占 4%～8%。

### （一）血管内皮损伤

（1）各种感染，最多见为革兰阴性杆菌内毒素、病毒、立克次体、真菌、原虫。

（2）严重冻伤、烧伤、中暑，各种类型休克、酸中毒及缺氧。

（3）受损的血管内皮细胞释放组织因子，通过外源性凝血活酶生成途径而发生凝血。

### （二）促凝物质

1. 组织凝血因子　机体内各种组织都含有组织凝血因子，组织受到损伤可使其进入血液循环中，启动外源性凝血。临床可见于肿瘤、急性白血病、大型手术、烧伤、挤压综合征、多发骨折脂肪栓塞、急性坏死性肝炎、急性出血性胰腺炎、羊水栓塞、胎盘早剥、宫内死胎、人工流产以及化疗后肿瘤或白血病细胞大量坏死等。

2. 红细胞及血小板破坏　红细胞含有凝血酶样物质及磷脂，血小板含有各种与血液凝固有关的因子，由于受到破坏则可引起凝血。临床可见于输血溶血反应、体外循环过程、溶血性疾病、疟疾、肌肉挤压伤以及大量输注库存血等。

3. 细菌毒素　菌毒素不仅可以损伤血管内皮，促使血小板凝聚与释放各种有关因子，而且还可直接激活Ⅻ因子。

4. 其他促凝物质　蛇毒及虫毒含有类似凝血酶或凝血活酶样毒素，急性胰腺炎胰蛋白酶也有类似凝血酶作用，脂肪栓塞与高脂血症中的脂肪酸也能激活Ⅺ因子、Ⅻ因子。

### （三）促凝因素

1. 网状内皮系统功能障碍　网状内皮系统可以吞噬或清除被激活的各种凝血因子、异常促凝物质、纤维蛋白颗粒及条索物，防止血液在血管内凝固。当网状内皮系统功能障碍时，吞噬上述物质功能受限，容易发生 DIC。内毒素中毒、肝病以及长期或大量应用肾上腺皮质激素引起的 DIC，也与网状内皮系统功能障有关。

2. 高凝状态　可发生在组织促凝物质进入血液或在血管内形成有活性的凝血因子，超过血液抗凝或组织清除能力时，以及妊娠典型高凝状态、慢性溶血、高脂血症、糖尿病、应激状态以及长期口服避孕药等。A 型血，尤以 A1 型也有高凝倾向。

3. 酸中毒　血液 pH 降低，容易损害血管内皮细胞，暴露其胶原组织，构成一个血小板凝聚及凝血的环境。休克，缺氧，急、慢性呼吸衰竭，糖尿病及尿毒症等，均容易并发代谢性酸中毒或呼吸性酸中毒。

4. 其他　如纤维蛋白溶酶降低、各种原因引起血液瘀滞也导致DIC。

### （四）医源性因素

1. 药物　部分解热镇痛药、生物制剂及酶制剂、纤维蛋白溶解抑制剂、皮质激素及少数抗生素等。

2. 医疗操作　一些手术及医疗操作，可造成较广泛组织损伤、缺血、缺氧，导致组织释放凝血因子，可诱发DIC。

3. 肿瘤治疗　肿瘤细胞常含有丰富组织凝血因子类物质，在手术、放射及化学治疗的过程中，随着肿瘤细胞的破坏，此类物质可大量释放，通过外源性途径引起凝血反应，导致DIC。

4. 医疗失误　如溶血性输血反应、革兰阴性菌等污染性输入、某些中药以及大量非等渗性液体所致的严重溶血反应等。

## 二、类型

根据变化和临床表现，可分为急性型、亚急性型、慢性型3种类型。

1. 急性型　常发生在数小时至3d以内。多见于内毒素中毒、羊水栓塞、大量输入库存血及急性早幼粒细胞性白血病等。

2. 亚急性型　常发生于数日至数周后。多见于前列腺癌、白血病及死胎滞留等。

3. 慢性型　发生在数月后。高凝状态明显，出血倾向不严重，病程较长。多见于免疫性疾病、肺源性心脏病、恶性高血压等。

## 三、临床表现

DIC最常见的症状是栓塞、出血倾向、休克、微血管病性溶血。

1. 栓塞　为DIC早期症状之一。病理表现为分布广泛且弥散的微血管栓塞，通常血栓形成或栓塞的局部定位、症状及体征均不明显，由于多为体表浅层栓塞，临床特点为皮肤、黏膜呈点状出血、坏死，有时融合呈片状，严重者皮肤可呈干性坏死。部分可发生体腔深部栓塞，表现为受累脏器的功能衰竭。肾脏、肺栓塞的发生率较高。肾栓塞轻者表现为少尿或轻度氮质血症，重者可引起急性肾衰。如果肾小球毛细血管丛内广泛栓塞，可引起双侧肾皮质坏死。肺栓塞表现为呼吸困难、发绀等呼吸窘迫综合征。其他还可发生胃肠道、脑、肝、肾上腺等器官的单独或多个栓塞。

2. 出血　栓塞为高凝状态，继而即出现出血，常为自发性、持续性渗血。出血部位多见于皮肤、黏膜、牙龈、伤口及穿刺部位，常可遍及全身，若在手术中则常找不到明显出血点。内脏大出血可表现为咯血、呕血、血尿、黑粪和颅内出血。出血原因不能以原发病解释，既往多无出血病史。发生多较为突然，出血部位广泛，呈多样性，常同时合并两个以上部位的出血症状。伴有DIC临床表现，如休克、皮肤栓塞坏死及脏器功能不全等。常规止血治疗，如纤溶抑制药及单纯输血或凝血因子补充等，疗效不明显，甚至反而加重，而抗凝治疗等综合措施常有一定效果。

3. 休克　休克或微循环衰竭是DIC最严重的临床表现。多见于急性型、亚急性型及慢性型较少发生。DIC引发休克的主要原因是肝、肺及周围微血管阻塞，肺动脉压及门脉压升高、回心血量减少、心排血量降低、动脉压下降等。同时缓激肽、组胺的释放，进一步使小血管扩张，血压下降，加重了休克。休克发生后，微循环障碍、缺氧、酸中毒等又促进DIC的发展，从而进入恶性循环。

DIC引起的休克常突然发生，临床常不能找到常见原因，如失血、中毒、过敏及剧痛。休克与出血、栓塞等DIC其他表现可同时出现，但休克与出血程度常不一致。休克早期即可出现多种脏器特别是生命重要器官功能不全的症状，这与一般休克可作鉴别。而且DIC引起的休克多为难治性，药物疗效均不理想。

4. 微血管病性溶血　DIC引起溶血的病理变化主要是由于血管内凝血所形成的纤维蛋白条索状物，使微血管管径变窄、曲折，当血流通过时，遭到纤维蛋白索条的机械性阻碍，红细胞破裂而发生血管内凝血。多数缺乏典型急性血管内溶血的症状和特征，如腰痛、畏寒、发热及黄疸等。部分病例有不明原因的进行性贫血或血常规检测时进行性血红蛋白下降，可能是 DIC 溶血反应的唯一证据，在血涂片上可见大量红细胞碎片和破碎红细胞。

5. 原发病　除上述表现外，尚有引起 DIC 的基础疾病的相应症状及体征，如肿瘤、感染、手术及创伤等。

# 四、诊断

DIC 的诊断主要根据临床表现和有关的实验室检查，应动态地观察临床表现及实验室检查结果，才能做到早期诊断。2001 年全国第 5 届血栓与止血会议制定的诊断标准如下：

## （一）临床表现

（1）存在容易引起 DIC 的基础疾病。

（2）有下列两项以上临床症状：①多发性出血倾向。②不易用原发病解释的微循环衰竭或休克。③多发性微血管栓塞的症状、体征，如皮肤、皮下、黏膜栓塞性坏死，以及早期出现的肺、肾、脑等脏器功能不全。④抗凝治疗有效。

## （二）实验室指标

同时有下列 3 项以上异常：

（1）血小板 $<100 \times 10^9/L$ 或呈进行性下降（肝病、白血病、血小板 $<50 \times 10^9/L$），或有两项以上血浆、血小板活化产物升高：$\beta - TG$，$PF_4$，$TXB_2$，$GMP - 140$。

（2）血浆纤维蛋白原含量 $<1.5g/L$、进行性下降或 $>4g/L$，其中白血病及其他恶性肿瘤 $<1.8g/L$、肝病 $<1.0/L$。

（3）3P 试验阳性或血浆 FDP $>20mg/L$，肝病 FDP $>60mg/L$，D - 二聚体水平升高（阳性）。

（4）凝血酶原时间缩短或延长 3s 以上，或者呈动态变化，肝病凝血酶原时间延长 5s 以上。

（5）疑难病或其他特殊患者，可考虑行抗凝血酶、因子Ⅷ、C 及凝血、纤溶、血小板活化分子标记物测定。

## （三）普通实验室的诊断参考标准

同时有下列 3 项以上异常，可作为基层医院实验室诊断参考标准。

（1）血小板 $<100 \times 10^9/L$ 或呈进行性下降。

（2）血浆纤维蛋白原含量 $<1.5/L$ 或进行性下降。

（3）3P 试验阳性或血浆 FDP $>20mg/L$。

（4）凝血酶原时间缩短或延长 3s 以上，呈动态性变化。

（5）外周血破碎红细胞比例 $>10\%$

（6）血沉低于 10mm/h。

# 五、鉴别诊断

1. 原发性纤溶亢进　为先天性出血性疾病，原因为纤维蛋白明显减少或完全缺如，可表现为虽然血不凝但出血倾向并不严重，其凝血因子及血小板均正常，血中无 FDP。该病较少出现微循环衰竭及栓塞，D - 二聚体多为阴性。

2. 肝脏疾病　肝脏为多种凝血因子合成场所。某些肝病虽未并发 DIC，但其凝血形象与 DIC 极为相似。两者鉴别主要在 FDP 是否有缺失，如有 FDP 则表示伴有 DIC。肝硬化因门脉高压、脾功能亢进而使血小板明显减少，凝血酶原时间延长，少数可并发纤维蛋白原降低，但血中无 FDP 存在，3P 试验呈阴性。此类患者如进行手术则容易诱发 DIC，出现手术中出血不止，如因为出血需急诊手术，术前应按 DIC 治疗并做好各种预防措施，但依然存在较大危险性。

# 六、治疗

治疗包括原发病的处理，根据促凝物质进入血循环后发生的病理生理改变、不同时期的病程变化和临床表现采用治疗措施。

## （一）基础疾病及诱因

DIC 的治疗首先是及时治疗原发疾病，消除诱因，如控制感染、治疗肿瘤、积极处理外伤及产科疾病，纠正休克、缺氧和酸中毒等。

轻微短暂的 DIC 不导致严重后果，经对症处理可终止 DIC 的发展，凝血象可迅速恢复。由 DIC 及继发性纤溶物质所致的低分子纤维蛋白降解产物在血浆中半衰期为 5～15h，高分子为 24～27h，故如能在起病 27h 内控制病情发展，就可避免 DIC 的发生。严重创伤时清除坏死组织，也可有效减轻 DIC 症状。

## （二）高凝血期

此期可无典型 DIC 临床表现，常有在急性期尚未得到诊断，而很快进入消耗性低凝血阶段，至晚期出现抗凝血及抗血小板凝聚等慢性 DIC 症状时才被发现。

1. 肝素　肝素是强有力的抗凝药，对凝血过程中的各个环节都有抑制作用。但不能溶解已形成的凝血块，也不能阻止血小板的凝聚，在酸性环境中，其活性降低甚至消失。由于该药不通过胎盘，故对胎儿无影响。

1）适应证：包括暴发性紫癜、不合血型的输血、急性白血病、感染性流产、羊水栓塞、中暑或肿瘤，以及存在高凝状态的基础疾病，如肾病、肺心病、糖尿病等。

2）禁忌证：包括手术或损伤，创面未经良好止血；近期有大咯血或大量出血的活动性溃疡；蛇毒所致的 DIC 病情进入单纯的继发性纤溶期或单纯的纤维蛋白降解产物抗凝期。对感染性、重症肝病及新生儿 DIC，肝素使用尚存在不同看法。

3）使用方法：治疗时机宜早不宜迟。

（1）小剂量用法：此法适用于急性型 DIC。每次 1500～2500IU 静脉滴注，维持凝血时间在 15～20s，每次给药间隔 4～6h。

（2）持续静滴法：适用于慢性型或亚急性型 DIC，首次用药静脉滴注 50mg，以后每 24h 给 100mg，溶于 5%～10% 葡萄糖溶液中持续静滴，滴注期间不必测定凝血时间。

小剂量低相对分子质量肝素的优点是生物利用度较高、抗因子 Xa 作用较强、抗凝血酶作用较弱、对 AT-Ⅲ的依赖性较小、较少导致血小板减少、抗凝作用较缓、出血并发症较少。常用剂量为每日 75～150IU/kg。连用 5d，每 6h 皮下注射 1 次。

4）注意事项：应用期间要严密观察肝素的不良反应。当凝血时间 >30s 以上、临床出现严重出血时，则提示肝素过量，应立即停用，同时给予（1：1）mg 的硫酸鱼精蛋白，以中和其不良反应；如仅为凝血时间延长而无明显出血倾向，则适当减少肝素剂量或延长静滴时间即可。

5）疗效及停药指征

（1）疗效判断：凝血时间恢复正常，未发新的出血、发绀、紫癜等。实验室检查凝血酶原时间常可在 1d 内即恢复正常，纤维蛋白原 1～3d 内上升，优球蛋白溶解时间在 0.5～3d 内恢复，血小板恢复最慢，需数日或数周，凝血酶凝结时间因在应用肝素期间一直延长，不能作为指标。

（2）停药指征：肝素的停用指标因原发病而异。慢性型需在凝血象恢复正常后，才可逐渐减量至停药，一般需 3d 甚至 1 周以上；急性型在基本病因去除后，一般只需短期应用 1 次或 1～2d。

2. 其他抗凝与抗血小板药

（1）丹参或复方丹参注射液：丹参具有一定的抗凝及抗血小板凝聚作用，具有安全、无需严密血液学监护、无明显不良反应等优点。可与肝素合用以减少单纯使用肝素的剂量。在慢性 DIC、难以确诊的疑似病例以及缺乏血液学监测试验条件下，可作为主要抗凝药单独使用。

用法：复方丹参注射液 20~40ml，加入 5% 葡萄糖注射液 100~200ml 静脉滴注，每日 2~4 次，连用 3~5d。

（2）右旋糖酐溶液：可覆盖血小板、红细胞及血管内膜，增加血小板、红细胞和血管内膜正常阴电荷，从而增加其之间相互排斥的作用，起到阻止血小板凝聚、降低血液黏稠度、扩充血容量和疏通微循环的作用。

用法：每日 500~1000ml 静脉滴注，连续数日至 1 周。

（3）阿司匹林与双嘧达莫：双嘧达莫对血小板功能有抑制作用，通过抑制血小板释放二磷酸腺苷、减少血小板凝聚，达到防止血栓形成。常规用法为每次 20mg，每 4~6h1 次，可溶于右旋糖酐静滴，监护与肝素相同。

如同时应用阿司匹林有增加双嘧达莫抗血小板凝聚作用，用法为 0.25~0.50g，每日 1 或 2 次，至凝血时间正常。

（4）其他：如莨菪类药、噻氯匹定、AT–Ⅲ 等均有一定疗效。

## （三）消耗性低凝血期

此期多表现在急性型和亚急性型。治疗继续用肝素、抗血小板凝聚药；栓塞严重者可酌情用纤维蛋白溶解药；凝血因子明显减少者可在肝素化的基础上输入新鲜血以补充凝血因子。

1. 肝素　肝素、双嘧达莫、阿司匹林、右旋糖酐等药的使用同前述。

2. 补充凝血因子　肝素能预防凝血因子继续消耗，已被消耗的凝血因子及血小板，需要依靠机体生产补充。不严重的 DIC，可不必补充凝血因子。在高凝血期或凝血物质仍不断进入血液时，补充凝血因子会加重 DIC。如处于继发性纤溶期，纤溶酶活性很强，补充凝血因子会很快被破坏与降解，故补充凝血因子应在 DIC 停止、促凝物质不再进入血液及纤溶酶活性降低时才有效果。维生素 K 是制造因子 Ⅱ、凝血因子 Ⅶ、凝血因子 X 的必需物质，应用维生素 K 有助上述因子的合成。用法 20~40mg/d。新鲜全血、新鲜血浆、纤维蛋白原是凝血因子的主要补充来源，其中新鲜全血或血浆可提供血小板及除组织因子以外的全部凝血因子。为了避免因输入血小板及凝血因子而再次诱发或加重 DIC，可在输血的同时按每毫升血加入肝素钠 5~10IU。纤维蛋白原主要用于急性 DIC 有明显低纤维蛋白原症和严重出血。

3. 纤维蛋白溶解药物　肝素只有预防栓子形成而无溶栓作用。急性 DIC 过渡到继发性纤溶期，多不需溶栓。在栓塞特别严重、影响器官功能的情况下才考虑使用。主要药物有链激酶、尿激酶、组织型纤溶酶原激活剂。

（1）链激酶：能与血中纤维蛋白溶酶原结合，并激活纤维蛋白溶酶，用前先用肝素，同时应用抗过敏药物。用法初次量为 50 万~100 万 IU 溶于 50ml 等渗盐水中，缓慢滴注，然后用 60 万 IU 链激酶溶于 250~500ml 右旋糖酐液，以 2.5 万~15 万 IU/小时速度静脉滴注，维持 6h，直至栓子溶解，一般需 2~7d。期间，监测优球蛋白溶解时间控制在正常值 18~25s 的 2~4 倍。如发现因纤溶过度而致出血，应立即静脉滴注 6–氨基己酸 5g 加以对抗。

（2）尿激酶：是一种天然的血块选择性纤溶酶原激活剂，对纤维蛋白的亲和力强于纤溶酶，能选择性地与血栓表面的纤维蛋白结合，形成的复合物对纤溶酶原有很高的亲和力。从而在局部激活纤溶酶原转变成纤溶酶，达到溶解血栓的效果。该药优点是基本不影响血循环中的纤溶系统和凝血系统，不产生全身纤溶状态。

用法首剂为 4000IU/kg，静脉注射，而后以 400IU/h 持续滴注。

4. 继发性纤溶期　多发生在 DIC 后期，可有严重出血倾向。凝血相除有消耗性低凝血期的特点外，优球蛋白溶解时间明显缩短，凝血酶凝集时间显著延长。

（1）纤溶抑制药的适应证：有明显纤溶亢进的临床及实验证据的 DIC；DIC 晚期继发性纤溶亢进已成为引起继发性出血的主要原因；未确诊 DIC 可在应用肝素的基础上应用。

（2）药物及用法：主要药物有氨基己酸、氨甲苯酸、氨甲环酸、抑肽酶。因消耗性低凝与继发性纤溶常同时存在，原则上按消耗性低凝期作治疗。单纯继发性纤溶阶段，可适当使用抗溶酶药物；如 DIC 未获确诊，而有明显继发性纤溶，则在应用肝素的前提下，适当应用抗纤溶酶药物。

5. 纤维蛋白降解产物抗凝期 本期多发生在 DIC 后期，在获得病因彻底清除后的表现可尤为突出。在病因未消除的情况下，可表现在 DIC 的各个阶段，使病情变得更为复杂。

（1）临床特点：经肝素疗法、抗纤溶酶疗法及补充凝血因子治疗后，出血仍不能制止，凝血相表现为有关纤维蛋白（原）降解产物测定呈阳性反应。

（2）治疗：如果病程超过 15h，病因已完全消除，可继续观察或适当给予硫酸鱼精蛋白。

用法：常用量为 50mg，静脉注射，每日 2~4 次，总量不超过 200mg，不可与肝素同用。

（俞凤英）

# 第八节 下肢深静脉血栓形成与肺栓塞

深静脉血栓（DVT）形成，是因为静脉回流障碍性，导致血液在深静脉内不正常地凝结的一种疾病，常见于下肢骨科大手术后，是肺栓塞的栓子主要来源。根据下肢深静脉血栓栓塞的部位可分为小腿和近端深静脉血栓，位于腘静脉内或以上部位的血栓称为近端深静脉血栓。肺血栓栓塞症（PE），是指来自静脉系统或右心的血栓阻塞肺动脉或其分支所致的疾病，通常所称肺栓塞即指肺血栓栓塞症。深静脉血栓和肺血栓栓塞症总称为静脉血栓栓塞症（VTE），两者是同一疾病病程的两个不同阶段。

PE 的发病率在心血管疾病中仅次于冠心病和高血压。美国每年有 500 万例 VTE 患者，其中发生肺栓塞占 10%，经治疗的肺栓塞病死率为 10%，仅次于肿瘤和心肌梗死。未经治疗的肺栓塞病死率为 25%~30%，大块肺栓塞病死率甚至达 60% 以上，而得到及时诊断和治疗的病死率可以降至 2%~8%。

## 一、深静脉血栓形成

### （一）发病机制

1846 年，Virchow 就提出深静脉血栓形成的三大因素为静脉血流滞缓、静脉壁损伤和血液高凝状态。髋、膝关节置换患者属高龄，常合并多系统、器官的生理性退变或器质性病变，血液处于高凝状态；多发性创伤、脊柱脊髓损伤患者长期卧床、活动受限，四肢血流处于相对滞缓状态；手术创伤可引起血小板反应性改变，具有强烈抗凝作用的蛋白 C 减少，造成继发性高凝状态。

### （二）流行病学

临床上，肥胖、糖尿病、脊柱、骨盆损伤、下肢骨折、人工关节置换、长期静止体位及妊娠晚期及围产期，均容易诱发静脉血栓形成。早期形成的血栓较松脆，在纤溶系统的作用下，发生肺栓塞的危险性最高。

### （三）病理类型

下肢深静脉血栓形成，可发生在下肢深静脉的任何部位，临床常见的有两种类型。

1. 周围型 为小腿肌肉静脉丛血栓形成，血栓形成位于末梢。

2. 中央型 为髂股静脉血栓形成，血栓形成位于中心。

3. 混合型 临床最为常见。包括周围或中央型，均可通过顺行繁衍或逆行扩展至整个肢体。

### （四）临床表现

1. 症状 发病急骤，数小时内整个患肢出现疼痛、压痛及明显肿胀。股上部及同侧下腹壁浅静脉曲张。严重者，皮肤呈青紫称为股青肿，提示患肢深浅静脉广泛性血栓形成。

2. 体征

（1）肿胀：肉眼观察患肢有明显肿胀，依据每日用卷带尺测量患肢肿胀的发展程度，并与健侧下肢对照。

（2）压痛：静脉血栓部位常有压痛，如下肢小腿肌肉、腘窝、内收肌管及腹股沟下方股静脉等处。

（3）Homans 征：将足向背侧急剧弯曲时，可引起小腿肌肉深部疼痛。小腿深静脉血栓时，Homans 征常为阳性。这是由于腓肠肌及比目鱼肌被动伸长时，刺激小腿静脉而引起。

（4）浅静脉曲张：深静脉阻塞后由于浅静脉回流增加，引起浅静脉压升高所致。

## （五）辅助检查

小腿肌肉静脉丛血栓形成，症状、体征均可不典型，早期常较难确诊。髂股静脉血栓形成、混合型及股青肿，因具有较为典型的临床表现，一般诊断较为容易。下列辅助检查可有助确定诊断和明确病变范围。

1. 多普勒超声血管检查　将探头置于较大静脉的体表，可闻及或描记静脉血流音，如该部无血流音，可证明存在静脉栓塞，同时可直接观察静脉直径及腔内情况，了解栓塞的大小及其所在部位（图4-4AB）。

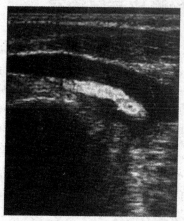 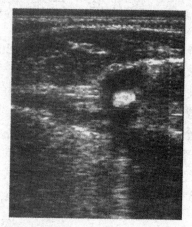

A.切面　　　　　　　　　　　　　　　　B.纵切面

图4-4AB　人工关节置换后下肢血管超声检查DVT

2. 电阻抗静脉图像法　利用下肢血管内血容量变化引起的电阻改变原理，测定静脉血流的情况。如静脉回流受阻，静脉容量和最大静脉回流量可明显下降。

3. 肢体静脉造影　为最准确的检查方法，能使静脉直接显像，可有效地判断有无血栓并确定血栓的大小、位置、形态及侧支循环情况（图4-5）。后期行逆行造影，还可了解静脉瓣膜功能情况。

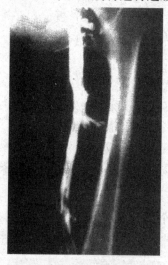

图4-5　DVT静脉造影

## （六）治疗

1. 保守治疗　适用于周围型及时间超过3d的中央型和混合型DVT。

1）卧床休息和抬高患肢：卧床休息12周，避免活动和用力排便，以免引起血栓脱落。垫高床脚

20～25cm，使下肢高于心脏平面，可改善静脉回流，减轻水肿和疼痛。开始下床活动时，需穿弹力袜或用弹力绷带，使用时间因栓塞部位而异：小腿肌肉静脉丛血栓形成，使用时间1～2周；腘静脉血栓形成，使用时间不超过6周；髂股静脉血栓形成，可使用3～6个月。

2）溶栓疗法：常用药物有链激酶、尿激酶和纤维蛋白溶酶。

（1）链激酶：从溶血性链球菌的培养液中提制。成人首次剂量为50万IU，溶于5%葡萄糖溶液中，在3min内的静脉滴入，以后按10万IU/小时的维持剂量，连续静脉滴注，直到临床症状消失，并再继续用每日3～4h的维持剂量，疗程一般3～5d。用药期间，应监测凝血酶时间和纤维蛋白原含量，使之控制在凝血酶时间正常值的2～3倍为宜。纤维蛋白原不低于0.5～1.0g/L。

（2）尿激酶：从人尿中提取，不良反应小，优于链激酶，国外使用较大剂量，首次剂量3000～4000IU/kg，在10～3min内静脉滴入，维持量每小时2500～4000IU/kg，疗程一般12～72h。国内多用小剂量，一般3万～5万U/次，每日2～3次。监测纤维蛋白原及优球蛋白溶解时间，如纤维蛋白原低于2g/L或优球蛋白溶解时间<70s，则需暂停用药1次，可持续应用7～10d。

（3）纤维蛋白溶酶（纤维酶、血浆酶）首次注射剂量为5万～15万IU静脉滴注，以后每隔8～12h注射5万IU，持续使用7d。

3）抗凝疗法：常作为溶栓疗法与手术取栓术的后续治疗，常用的抗凝药物有肝素和香豆素类衍生物。

（1）肝素：为非常有效的抗凝药物，一般成人剂量（1.0～1.5）mg/kg，每4～6h静脉或肌内注射1次，并监测试管法凝血时间，以控制在20～25s，如<15s或>30s，应相应调整剂量。

（2）香豆素类衍生物：常用的有华法林、醋硝香豆素（新抗凝）和双香豆素乙酯等，一般用药后24～48小时开始发生作用，故常与肝素联合应用。一般在联合用药2d后，停止应用肝素，而用本药维持。维持抗凝治疗时间，一般小腿深静脉血栓形成需维持4～7周，髂股静脉血栓形成需3～6个月。用药期间应监测凝血酶原时间，使其控制在20～30s。目前常用华法林，一般第1d10～15mg，第2d5mg，以后应用维持量，每日2.5mg。

（4）法聚疗法：临床常用的有右旋糖酐40、阿司匹林和双嘧达莫。

2. 手术治疗

（1）静脉血栓取出术：适用于病程在3d以内的中央型和混合型。可切开静脉壁直接取栓。现多用Fogatty带囊导管取栓，手术简便。

（2）下腔静脉结扎或滤网成形术：适用于下肢深静脉血栓形成向近心端伸延，达下腔静脉并发肺栓塞者。下腔静脉结扎后，可因心脏排出量突然减少而导致死亡，同时可发生明显的下肢静脉回流障碍，现已不主张使用。

# 二、肺栓塞

## （一）发病机制

90%以上的肺栓塞血栓来源于下肢深静脉。

1. 低位血栓 低位血栓的部位在膝关节以下，很少发生肺栓塞。

2. 高位血栓 高位血栓累及股静脉、髂静脉及下腔静脉，肺栓塞的发生率可为50%。

3. 静脉炎 因血栓与血管壁粘连较紧密，肺栓塞的可能性反而降低。

## （二）临床表现

1. 症状 肺栓塞的临床表现缺乏特征性，只有极少数患者有较典型临床症状。主要表现为胸痛、呼吸困难、干咳、咯血及惊恐等，症状的程度与病程及栓塞的范围有一定关系。少量和小支的肺栓塞可不引起肺循环功能改变。大块血栓栓塞肺动脉或其主要分支时可引起急性右心室扩张，甚至导致急性肺心病，以至衰竭死亡。

2. 体征 急性肺栓塞常见低热、呼吸急促、心率加快、发绀、颈部静脉曲张等，听诊有肺部干湿性啰音及肺血管杂音。

### （三）辅助检查

1. 心电图　多表现右心负荷过重，电轴右偏，肺性 P 波，完全性或不完全性右束支传导阻滞，aVF 导联 T 波倒置或 ST 段压降低。

2. 动脉血气分析　肺栓塞的血气改变有低氧血症、低碳酸血症和肺脑动脉血氧分差增大。

3. X 线检查　胸部 X 线片的敏感性及特异性较低。主要表现有血流减少、栓塞近端动脉增粗、肺梗死性病变。

4. 超声心动图　可观察到直接和间接征象。直接表现为血栓；间接表现为右室扩张、右室壁运动减弱、室间隔运动异常、RV/LV 比值增大 > 0.5、肺动脉扩张和三尖瓣反流流速增快（3.0 ~ 3.5m/s）等。

5. 肺通气/肺灌注扫描　可表现一侧肺灌注不显影，而肺通气正常，有大片放射性缺损区或明显放射性分布稀疏区，新月形缺损区等。如肺扫描正常，基本上可排除肺栓塞。肺通气/肺灌注安全、无创伤、敏感性高，但特异性较差。

6. CT 及 MRI　可显示左、右肺动脉及其分支的血栓。螺旋 CT（SCT）及超高速 CT 诊断肺栓塞的敏感性及特异性均接近 100%。SCT 被作为肺栓塞诊断的初筛手段，也可与肺灌注扫描及超声造影同时进行。

7. 肺动脉造影　是诊断肺栓塞最有价值的标准，具有较高的敏感性及特异性（图 4 -6AB）。

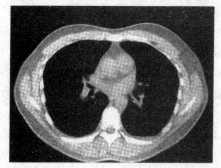 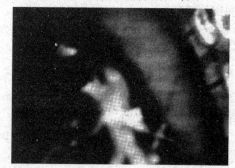

A.双肺多发肺动脉圆形或不规则形充盈缺损　　B.三维重建显示右肺上叶和中间段肺动脉完全性充盈缺损

**图 4 -6AB　肺动脉 CTA**

### （四）治疗

1. 抗凝　抗凝是治疗 VTE 的主要措施，可同时开始使用低分子肝素和华法林，国际标准化比值达到 2.0 ~ 3.0，连续 2d，然后停用低分子肝素，继续使用华法林。以后根据血液检测结果，继续服用华法林一段时间，以防血栓栓塞的复发。如果 VTE 的发生具有明确的外伤和手术后诱因，可使用华法林抗凝 4 ~ 6；如果仍在卧床，并有严重的疾病未愈，糖尿病等危险因素存在，则需要连续抗凝 6 个月。反复发生 VTE、易栓症，或者不明原因的 VTE、恶性肿瘤等，应长期或终身抗凝治疗。

2. 溶栓治疗　肺栓塞的溶栓治疗仅限于有血流动力学不稳定和巨大的髂股 DVT，有继发于静脉闭塞肢体坏疽风险的患者。溶栓的禁忌证有活动性出血、近期自发性颅内出血、近期外科大手术、10d 内出现胃肠道出血、严重高血压、近期心肺复苏、血小板减少及半月内有严重创伤等。溶栓的药物可选择尿激酶、链激酶及基因重组型纤溶酶原激活物。rt - PA 是第 2 代选择性溶栓药，推荐用法为 50 ~ 100mg，2h 左右静脉点滴完成。研究发现，rt - PA 在 2h 内比 SK 或 UK 在 12 ~ 24h 内改善血流动力学紊乱和右心功能作用更快。

3. 下腔静脉滤网　安置滤网治疗 PE 的适应证如下：

（1）禁忌抗凝治疗而确诊 PE。

（2）抗凝失败治疗，例如复发的 PE。

（3）在高危的患者预防性使用。

因为大多数非漂浮性 DVT 很少出现栓子，且能被单独肝素抗凝处理，IVC 滤网预防 PE 而不是预防 DVT，因此当滤网置入时，应同时使用肝素抗凝，以避免血栓形成。

4. 外科取栓及导管取栓　急性 PE 的外科治疗方法主要有肺动脉血栓摘除术和导管肺动脉血栓吸除术（图 4 - 7AB）。

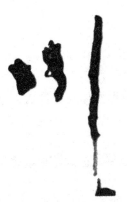

A.右心室和肺动脉内血栓　　　　　　B.肺梗死血栓

**图 4 - 7AB　PE 的解剖标本**

（1）肺动脉血栓摘除术：适用于内科治疗失败或不适合内科治疗的大块 PE，手术危险性很大。

（2）导管肺动脉血栓吸除术：适用于病程在 15d 以内的新近大块 PE 及肺动脉平均压 < 6.7kPa（50mmHg），即刻疗效可达 61%。

（3）肺动脉内膜剥脱术或肺移植术：适用于慢性 PE 引起的血栓栓塞性肺动脉高压的治疗。

## （五）预后

既往 PTE 的病死率较高，随着技术水平的提高，PTE 已成为治疗慢性 PE 的有效手段，中、远期效果良好，国外报道手术病死率为 5% ~ 7%。

（俞凤英）

# 第九节　气性坏疽

气性坏疽是火器伤中最为严重、发病速度最快的并发症之一。如不及时诊治，常丧失肢体或危及生命。据资料报道，其病死率为 20% ~ 50%。

## 一、致病因素

1. 梭状芽孢杆菌污染伤口　包括产气夹膜梭状芽孢杆菌、生孢子梭状芽孢杆菌和溶组织梭状芽孢杆菌，其中以产气夹膜梭状芽孢杆菌为常见。临床上常见为数种细菌混合感染。

2. 组织失活　伤口内有失活或血液循环障碍的组织存在，尤其是肌肉组织。

3. 局部环境　具备适于厌氧杆菌生长的缺氧环境。

## 二、发病机制

上述致病病原菌存在于土壤、人及动物的皮肤、肠腔等处，所以开放性伤口均常有厌氧菌污染，只是不一定都发病。

（1）肌肉丰富部位的严重损伤，例如下肢、臀部创伤，开放性骨折，伤道深部有衣服、弹片、泥土异物存留等，多处小弹片伤，伤道小而深，伤道内缺氧也可使致病菌存留。

（2）清创术时间过迟或清创不彻底，伤口内有坏死组织存留时，即可成为细菌良好培养基。这时只要有适合厌氧杆菌生长的环境，如合并有主要动脉伤、继发性血栓形成、局部肿胀造成血管受压、伤口填塞过紧、止血带时间过长、石膏绷带过紧，特别是清创后缝合伤口等，均给厌氧杆菌造成适宜生长的环境而容易发生气性坏疽。

（3）伤后脱水、大量失血、体力衰竭等全身抵抗力降低的情况下，容易诱发此病发生。

## 三、病理改变

气性坏疽多为数种致病菌混合感染，常与其他需氧的化脓菌共同存在，都是通过产生毒素作用，引起局部及全身病变。

1. 全身变化　毒素吸收后，可引起严重的毒血症、中毒性休克、贫血以及对肝、肾、心脏等重要脏器的损害，如救治不及时，可因衰竭而死亡。

2. 局部病变

（1）卵磷脂酶（α毒素）：卵磷脂酶能使各种细胞膜破裂，造成溶血、组织坏死、毛细血管内皮细胞受损等。

（2）胶原酶：胶原酶可造成肌纤维结缔组织损坏，并使毛细血管的胶原网状鞘受损，导致细菌向健康肌肉蔓延。

（3）黏糖质酶：黏糖质酶能水解细胞间的黏糖酸，使细菌扩散。

（4）分解肌糖酵素：分解肌糖酵素可使肌肉组织内充满气体，引起局部肿胀。

（5）其他：还有杀白细胞素及透明质酸酶。

以上各种毒素的作用，可分解糖类及蛋白质，使组织内聚集大量气体。由于蛋白质分解和明胶液化，产生硫化氢恶臭。受累肌肉呈砖红色或棕黑色，钳夹不收缩，刀切无出血，形似腐肉。皮肤颜色受毒素作用和释出的肌色素和血色素浸透而变成棕色、蓝色、绿色或白色。

## 四、临床表现

1. 潜伏期　因为受伤性质与细菌种类、数量不同，故潜伏期长短不一，短者数小时，长者5~6d，多数为1~4d。

2. 全身症状　最早常出现神情不安，口唇皮肤苍白、脉快，在数小时内变为忧虑、恐惧或精神欣快。但在感染发展到严重状态以前，患者神志常常一直清醒，有时表情淡漠，面色灰白，并大量出汗，体温可高到38~39℃，体温与脉搏不成比例，脉搏100~140次/min，细弱无力，节律不整。随着感染的发展，毒血症加重，体温可高达41℃左右。血压在早期常正常，后期则下降。血红蛋白下降，白细胞数增高。晚期有严重贫血及脱水，有时有黄疸，致循环衰竭。

3. 局部症状　常先有伤肢沉重、疼痛，感觉敷料或石膏包扎过紧，用止痛药效果不佳。伤口周围水肿，指压留有白色压痕。伤口内有浆液血性渗出液，其中可含气泡。分泌物涂片可查到革兰阳性粗大杆菌。触诊有捻发音，但气体的出现也不尽一致，有些可早出现，有些后期方明显，以产气荚膜梭状芽孢杆菌为主者，产气早而多；以水肿梭状芽孢杆菌为主者，则气体形成晚或无气体。有气时X线照片可见深层软组织内存有气体影。

伤口常有硫化氢恶臭味。根据菌种不同可有辛辣、甜酸、臭或恶臭等不同气味。例如，水肿梭状芽孢杆菌感染，可不臭或有很轻微的臭味。后期肢体高度肿胀，皮肤出现水泡，肤色呈棕色有大理石样斑纹或黑色。肌肉由伤口膨出者，呈砖红色而至橄榄绿色，最后呈黑色腐肉。

## 五、诊断

对所有患者，医务人员均应高度警惕其发生气性坏疽的可能性，必须严密观察。本症贵在早期诊断。主要诊断根据是负伤史和临床所见，不能单独依靠细菌学检查。凡是已从休克中恢复而无出血现象的患者，如出现精神状态的改变，脉快，伤肢沉重感及剧痛，其程度常超过该伤口所应引起的症状时，应高度怀疑此病的可能，此时应立即检查伤口。例如，伤部肿胀及水肿与创伤应该引起的症状不成比例；伤口有大量浆液、血性渗出物并含有气泡，触诊有捻发音，X线照片示深层软组织内有气体，渗出液涂片查到革兰阳性粗大杆菌等，即可确诊。处理上刻不容缓，不应再等待。

# 六、治疗

气性坏疽患者必须就地隔离治疗。

## （一）术前准备

（1）本症进展迅速，准备时间应在 30～45min 内完成。

（2）加强全身支持疗法，给氧、输血、输液以纠正脱水、电解质、酸碱平衡紊乱。

（3）预防性应用抗生素。

## （二）紧急手术

气性坏疽一经确诊，就应果断进行紧急手术。即使有休克时，也必须在抢救休克的同时进行手术。

## （三）手术方法

1. 麻醉　采用全身麻醉。

2. 清创　必须采用再次清创，清创过程用3%过氧化氢或1：4000高锰酸钾液反复冲洗伤口，并持续滴注。再清创时，应充分暴露伤口，做广泛多处的纵深切口，彻底清除坏死组织，直到能见出血的健康组织为止。如感染仅限于某一筋膜腔，可把受累肌肉全部切除，术后敞开伤口。

3. 截断术　全身毒血症状严重，整个肢体均已坏死，应在健康部位用快速高位截断术。如截肢部位必须通过受累组织时，应把残端皮肤纵行切开，并将残余的受累肌肉从起点全部切除，截肢后不缝合伤口。手术过程禁用止血带。

4. 术后处理

（1）伤口敞开，每半小时用3%过氧化氢液冲洗伤1次或用1：4000高锰酸钾液持续滴入伤口，直至伤口感染完全控制。

（2）全身支持疗法，输血、输液，给予易消化的高营养饮食，保持每日尿量在1500ml以上，有助于毒素的排泄。

（3）使用有效抗生素，视病情调整剂量。

（4）紫外线强红斑量照射。紫外线照射伤口有较好的疗效。照射范围包括伤口及其周围 5～10cm 的健康皮肤，用量为强红斑量，局部炎症控制后减量，直至可做二期缝合或植皮时为止。

## （四）高压氧

高压氧治疗气性坏疽已取得了较满意的效果，用2.5～3.0个绝对大气压，每次2～4h，第1d3次，第2、第3d各2次，一般3～4d后可有明显效果。

## （五）抗毒血清

气性坏疽抗毒血清的评价不一。如果采用抗毒血清治疗，应先做皮肤试验，阴性者可静脉滴注5价抗毒血清1～2瓶，每瓶中含产气荚膜梭状芽孢杆菌抗毒素1万IU；腐败梭状芽孢杆菌抗毒素1万IU；水肿梭状芽孢杆菌抗毒素1500IU；双酶梭状芽孢杆菌抗毒素1500IU；溶组织梭状芽孢杆菌抗毒素3000IU。每隔4～6h1次，以后可根据症状重复使用。

（俞凤英）

# 第十节　坠积性肺炎与压疮

## 一、坠积性肺炎

长期卧床，可以发生坠积性肺炎，尤其是老年患者，可因而丧失生命。故在治疗骨折时，应注意使患者及早起床行动，以及指导合适的功能锻炼。

## 二、压疮

骨折严重、长期卧床的患者，由于身体骨突起的部位长时间受压，容易形成压疮。做好护理，帮患者定期翻身，可有助于预防压疮。

（尚奎大）

## 第五章

# 非化脓性关节炎

## 第一节 类风湿关节炎

类风湿关节炎（theumatoid arthritis，RA）是一种慢性、全身性、自身免疫性综合征，其特征是外周关节的非特异性、对称性炎症，关节滑膜的慢性炎症、增生，形成血管翳，侵犯关节软骨、软骨下骨、韧带和肌腱等，造成关节软骨、骨和关节囊破坏，最终导致关节畸形和功能丧失，部分患者伴不同程度的全身表现。

我国 RA 的患病率为 0.3%～0.4%，美国本病患者约占人群的 1%，女性发病率较男性高 2～3 倍。各年龄组人群均可发病，但 25～50 岁为本病的好发年龄。病情和病程有个体差异，从短暂、轻微的小关节炎到急剧进行性多关节炎。受累关节以近端指间关节、掌指关节、腕、肘、肩、膝和足趾关节最为多见。髋关节受累少见。关节炎常表现为对称性、持续性肿胀和压痛，晨僵常长达 1h 以上，出现 RA 典型的手关节畸形。重症患者关节呈纤维性或骨性强直，并因关节周围肌肉萎缩、痉挛失去关节功能，致使生活不能自理。除关节症状外，还可出现关节外或内脏损害，如类风湿结节、心、肺、肾、周围神经及眼等病变。

### （一）病因

病因不明。目前认为除环境因素外也有一定的遗传倾向，相关基因位于 II 类组织相容性复合体的 HLA－DR131 位点的 5 肽上。在包括关节液细胞和血管炎中免疫复合物的发病机制中，免疫学异常起重要作用。浆细胞可产生抗体（如类风湿因子，RF），从而促进免疫复合物的形成。浸润滑膜组织的淋巴细胞主要是 T 辅助细胞，它们能产生致炎症的细胞因子。巨噬细胞和相关细胞因子（如肿瘤坏死因子，粒细胞－巨噬细胞集落刺激因子）在受累的滑膜中也很丰富。黏附分子的增加促使炎症细胞在滑膜组织中迁移和滞留。在疾病早期，有巨噬细胞衍生的内衬细胞的增加，同时还伴随一些淋巴细胞和血管的改变。

### （二）病理

1. 关节病变　如下所述：

（1）滑膜的改变：关节病变由滑膜开始，滑膜充血、水肿。以靠近软骨边缘的滑膜最为明显。在滑膜表面有纤维蛋白渗出物覆盖。滑膜有淋巴细胞、浆细胞及少量多核粒细胞浸润。在滑膜下层浸润的细胞，形成"淋巴样小结"，有些在小血管周围聚集。滑膜表层细胞增生呈栅栏状，表面绒毛增生。在晚期大部分浸润细胞为浆细胞，关节腔内有渗出液。

（2）肉芽肿形成：在急性炎症消退后，渗出波逐步吸收。在细胞浸润处毛细血管周围成纤维细胞增生明显。滑膜细胞成柱状，呈栅栏状排列，滑膜明显增厚呈绒毛状。滑膜内血管增生，滑膜内血管增多，即成肉芽肿，并与软骨粘连，向软骨内侵入。血管内膜细胞中有溶酶体空泡形成；血管周围有浆细胞围绕，滑膜内并可见"类风湿细胞"聚集。

（3）关节软骨及软骨下骨的改变：由于由滑膜出现的肉芽组织血管导向软骨内覆盖侵入，逐渐向软骨中心部位蔓延，阻断了软骨由滑液中吸收营养，软骨逐步被吸收。同时由于溶酶体内的蛋白降解酶、胶原酶的释放，使软骨基质破坏、溶解，导致关节软骨广泛破坏，关节间隙变窄，关节面粗糙不平，血管翳机化后形成粘连，纤维组织增生，关节腔内形成广泛粘连，而使关节功能明显受限，形成纤维性强直。待关节软骨面大部吸收后，软骨下骨大面积破骨与成长反应同时发生，在骨端间形成新骨，而致关节骨性强直。

由于关节内长期反复积液，致关节囊及其周围韧带受到牵拉而延长松弛。再加上关节面和骨端的破坏，使关节间隙变窄，使关节韧带更为松弛。由于关节炎症及软骨面破坏，患者因疼痛常处于强迫体位。关节周围的肌肉发生保护性痉挛。关节周围的肌肉、肌腱、韧带和筋膜也受到病变侵犯而粘连，甚至断裂，最后导致关节脱位或畸形位骨性强直。

2. 关节外表现　如下所述：

（1）类风湿皮下结节：类风湿皮下结节是诊断类风湿的可靠证据，结节是肉芽肿改变，其中心坏死区含有 IgG 和 RF 免疫复合物。周围为纤维细胞、淋巴细胞及单核细胞所包围，最后变为致密的结缔组织。

（2）肌腱及腱鞘、滑囊炎症：肌腱及腱鞘炎在手足中常见，肌腱和鞘膜有淋巴细胞、单核细胞、浆细胞浸润。严重者可触及腱上的结节，肌腱可断裂及粘连，是导致周围关节畸形的原因。滑囊炎以跟腱滑囊炎多见，在肌腱附着处常形成局限性滑膜炎，甚至可引起局部骨质增生或缺损。滑囊炎也可能发生在腘窝部位，形成腘窝囊肿。

### （三）临床表现

RA 通常呈隐匿发病，进行性关节受累，但也可急性发病，同时累及多个关节。炎症关节最敏感的体征是关节肿胀与压痛，多数活动性炎症关节最终出现滑膜增厚。典型病例手小关节（尤其是近端指间关节和掌指关节）、腕、足、肘及踝关节呈对称性受累，但首发症状可出现在任何关节。关节畸形可发展迅速，最终可出现严重的屈曲挛缩，功能完全丧失。主要的症状和体征包括：

1. 关节疼痛和肿胀　最先出现关节疼痛，开始可为酸痛，随着关节肿胀逐步明显，疼痛也趋于严重。关节局部积液，温度增高。反复发作后，患肢肌肉萎缩，关节呈梭形肿胀。关节压痛程度常与病变严重程度有关。患者常主诉开始活动关节时疼痛加重，活动一段时间后疼痛及活动障碍即明显好转。关节痛与气候、气压、气温变化有相连关系。

2. 晨僵现象　在早晨睡醒后，出现关节僵硬或全身发紧感，起床活动一段时间后症状即缓解或消失，多超过 30min。与其他关节病的晨僵现象的区别在于类风湿的晨僵是典型、经常而持久的。

3. 多个关节受累　常由掌指关节或指间关节发病，其次则为膝关节。发病时受累关节常为 1~3 个关节，而以后受累关节可发展到 3 个以上。受累关节常为对称性。但也有一部分患者呈非对称性受累。第一次发病关节 1~3 个月后可出现另一些关节肿胀、疼痛。以后反复交替发作和缓解。关节症状可持续数月、数年或数十年。有些甚至四肢大多数关节均被涉及。

4. 关节活动受限或畸形　晚期关节活动受限并呈现不同程度的畸形，手指及掌指关节常呈现梭形肿胀、纽孔畸形、鹅颈畸形，腕关节常强直于尺偏位，腕关节融合。肘关节半屈曲固定及前臂旋转功能消失。膝关节呈内、外翻畸形，髋关节则多强直在屈曲内收位。

5. 关节外表现　腕管综合征可能是由于腕关节滑膜炎所致，腘窝囊肿破裂酷似深静脉血栓形成。10%~30% 患者有类风湿结节，通常发生在皮下易摩擦的部位（如鹰嘴附近和前臂伸侧表面皮肤），在其他身体受压部位也可能见到。皮下结节不是早期表现，但对诊断有帮助。其他关节外表现有内脏结节、引起小腿部溃疡和多发性神经炎及血管炎、胸膜或心包积液、淋巴结病、Felty 综合征、干燥综合征、巩膜外层炎等。可有发热，通常为低热。

### （四）辅助检查

1. 实验室检查　80% 病例可有正色素性（或轻度低色素性）正细胞性贫血，血红蛋白 >100/L，1%~2% 的患者有中性粒细胞减少，常伴脾肿大（Felty 综合征）。可有轻度多克隆高丙球蛋白血症和血小板增多。90% 患者血沉加快。60%~80% 患者可测出 IgM 类风湿因子（RF），后者为抗变性 γ - 球蛋白的抗体。虽然 RF 对于 RA 并非特异，而且在许多疾病（包括多种其他风湿性疾病、肉芽肿病、慢性肝病、亚急性感染性心内膜炎等和部分正常人）都可发现，但 RF 滴度增高可提供有力的诊断依据。高滴度 RF 提示预后不良并且常常与疾病进展、类风湿结节、血管炎和肺病变有关。治疗和病情自然改善均可影响滴度，当关节炎症活动缓解时，滴度也常常下降。其他如抗角质蛋白抗体（AKA）、抗核周因子（AFP）和抗环瓜氨酸多肽（CCP）等自身抗体对类风湿关节炎的诊断有较高的诊断特异性，但敏感性仅在 30% 左右。关节滑液检查在炎症活动期多为异常，无结晶，浑浊但无细菌，黏度下降，通常含白细胞 3000～5000μl。虽然典型者以多形核白细胞为主，但在一些患者淋巴细胞和其他单个核细胞可占半数以上。涂片检查可见细胞胞质内包涵物，但它也可以在其他炎性渗出液中找到。

2. X 线检查　在发病前几个月内 X 线检查仅能看到软组织肿胀。随后出现关节周围骨质疏松、关节间隙变窄（关节软骨受累）及边缘侵蚀。X 线检查的恶化率与临床恶化率一样，变异很大。但侵蚀作为骨破坏的征象可发生在第一年。一般将 RA 的 X 线改变分为四期（表 5 - 1）。

表 5 - 1　风湿关节炎 X 线进展的分期

| 分期 | X 线表现 |
| --- | --- |
| Ⅰ期（早期） | （1）*X 线检查无破坏性改变<br>（2）可见骨质疏松 |
| Ⅱ期（中期） | （1）*骨质疏松，可有轻度的软骨破坏。有或没有轻度的软骨下骨质破坏<br>（2）*可见关节活动受限，但无关节畸形<br>（3）邻近肌肉萎缩<br>（4）有关节外软组织病损，如结节和腱鞘炎 |
| Ⅲ期（严重期） | （1）骨质疏松加上软骨或骨质破坏<br>（2）*关节畸形，如半脱位、尺侧偏斜，无纤维性或骨性强直<br>（3）广泛的肌萎缩<br>（4）有关节外软组织病损，如结节或腱鞘炎 |
| Ⅳ期（末期） | （1）*纤维性或骨性强直<br>（2）Ⅲ期标准内各条 |

注：标准前冠有 * 号者为病期分类的必备条件。

## （五）诊断

美国风湿病学会对原分类诊断标准作了修订（表 5 - 2）。符合以下 7 条标准中至少 4 条可诊断为 RA，但必须排除所有引起关节炎的其他疾病，尤其应排除以下关节疾病（表 5 - 2）。

表 5 - 2　RA 分类标准

| 标准 | 注释 |
| --- | --- |
| （1）晨僵 | 关节及其周围僵硬感至少持续 1h（病程 ≥6 周） |
| （2）3 个或 3 个区域以上关节部位的关节炎 | 医生观察到下列 14 个区域（左侧或右侧的近端指间关节、掌指关节、腕、肘、膝、踝及跖趾关节）中累及 3 个，且同时软组织肿胀或积液（不是单纯骨隆起）（病程 ≥6 周） |
| （3）手关节炎 | 腕、掌指或近端指间关节炎；至少有 1 个关节肿胀（病程 ≥6 周） |
| （4）对称性关节炎 | 两侧关节同时受累（双侧近端指间关节、掌指关节及跖趾关节受累时，不一定绝对对称）（病程 ≥6 周） |
| （5）类风湿结节 | 医生观察到在骨突部位，伸肌表面或关节周围有皮下结节 |
| （6）类风湿因子阳性 | 任何检测方法证明血清类风湿因子含量异常，而该方法在正常人群中的阳性率 <5% |
| （7）放射学改变 | 在手和腕的后前位相上有典型的类风湿关节炎放射学改变：必须包括骨质侵蚀或受累关节及其邻近部位有明显的骨质脱钙 |

1. 骨关节炎　该病为退行性骨关节病，发病年龄多在 40 岁以上，主要累及膝、脊柱等负重关节，活动时关节痛加重，可有关节肿胀、积液。常因累及近端或远端的指间关节、第 1 腕掌关节、第 1 掌指关节和膝关节被误诊为 RA，尤其在远端指间关节出现赫伯登（Heberden）结节和近端指关节出现布夏尔（Bouchard）结节时易被视为滑膜炎。骨关节炎通常血沉正常，RF 阴性或低滴度阳性，滑液中白细胞少于 1000～2000μl。X 线示关节间隙狭窄、关节边缘呈唇样增生。

2. 晶体性关节炎　有些晶体性关节炎，尤其是慢性痛风患者可以符合 RA 的诊断标准。痛风性关节炎多见于中老年男性，常反复发作，好发部位为单侧第 1 跖趾关节或跗关节，也可侵犯膝、踝、肘、腕及手关节，急性发作时通常血尿酸水平增高，慢性痛风性关节炎可在关节和耳郭等部位出现痛风石。滑液偏振光显微镜检查可在滑液中观察到典型的针状或杆状阴性双折光尿酸盐结晶。

3. 银屑病关节炎　累及远端指间关节、关节受累呈非对称性和毁坏性、骨质疏松不明显、RF 阴性常提示该病。但在缺乏特征性指甲或皮肤损害时，鉴别诊断往往比较困难。

4. 强直性脊柱炎　本病好发于男性，主要累及脊柱关节，有明确的炎性腰背痛，早期及部分患者可出现外周关节受累，关节受累的特征为下肢、非对称性，多缺乏皮下结节以及 RF 阴性有助于鉴别。该病主要有以下特点：

（1）青年男性多见。

（2）主要侵犯骶髂关节及脊柱，外周关节受累多以下肢不对称关节受累为主，常有肌腱端炎。

（3）90%～95% 患者 HLA－B27 阳性。

（4）类风湿因子阴性。

（5）骶髂关节及脊柱的 X 线改变对诊断极有帮助。

5. 反应性关节炎或赖特综合征　关节炎出现前 2～4 周多有一过性尿道炎或腹泻，关节受累的特征为骶髂关节和下肢大关节的不对称性受累，并且有结膜炎、虹膜炎和无痛性口腔溃疡，部分赖特综合征患者还可有旋涡状龟头炎或溢脓性皮肤角化病。

## （六）预后

大多数 RA 患者病情迁延，头 2～3 年的致残率较高，如不及早合理治疗，3 年内关节破坏达 70%。积极、正确的治疗可使 80% 以上的 RA 患者病情缓解，只有少数最终致残。目前尚无准确预测预后的指标，通常认为男性比女性预后好；发病年龄晚者较发病年龄早者预后好；起病时关节受累数多或有趾跖关节受累、或病程中累及关节数 >20 个预后差；持续高滴度 RF 阳性、持续血沉增快、C 反应蛋白增高、血中嗜酸性粒细胞增多均提示预后差；有严重周身症状（发热、贫血、乏力）和关节外表现（类风湿结节、巩膜炎、间质性肺病、心包疾病、系统性血管炎等内脏损伤）预后不良；短期激素治疗症状难以控制或激素维持剂量不能减至 10mg/d 以下者预后差。

判断类风湿关节炎活动性的项目包括疲劳的严重性、晨僵持续的时间、关节疼痛和肿胀的程度、关节压痛和肿胀的数目、关节功能受限制程度，以及急性炎症指标（如血沉、C 反应蛋白和血小板）等。

类风湿关节炎临床缓解标准：①晨僵时间低于 15min。②无疲劳感。③无关节痛。④活动时无关节痛或关节无压痛。⑤无关节或腱鞘肿胀。⑥血沉（魏氏法）女性 <30mm/h，男性 <20mm/h。符合 5 条或 5 条以上并至少连续 2 个月者考虑为临床缓解；有活动性血管炎、心包炎、胸腔炎、肌炎和近期无原因的体重下降或发热，则不能认为缓解。

## （七）治疗原则

1. 内科治疗原则　治疗 RA 的原则是迅速给予非甾体类抗炎药（NSAIDs）缓解疼痛和炎症，尽早使用病情改善药（DMARDs），以减少或延缓骨破坏。在 RA 尚不能被根治的情况下，防止关节破坏，保护关节功能，最大限度地提高患者的生活质量，是内科治疗的最高目标。因此，治疗时机非常重要。早期积极、合理治疗是减少致残的关键。药物的选择要符合安全、有效、经济、简便原则。

中华风湿病学会推荐对 RA 患者一经诊断即开始 DMARDs 治疗。应首选 MTX，视病情可单用也可采用两种或两种以上的 DMARDs 联合治疗。一般对单用一种 DMARDs 疗效不好，或进展性、预后不良和难治性 RA 患者可采用机制不同的 DMARDs 联合治疗。联合用药时，其不良反应不一定比单一用药多。无论采用哪一种治疗方案，在治疗前必须照双手（包括腕关节）X 线像或受累关节的对称性 X 线像，并于治疗后逐年复查 X 线用以比较疗效。为避免药物不良反应，用药过程中应严密观察血尿常规、肝肾功能并随时调整剂量。评价治疗反应除比较治疗前后的关节压痛、肿胀程度和关节数、受累关节放射学改变外，还应包括功能状态的评价，医生和患者对疾病活动性的总体评估价。

对所有患者都应检测病情的活动性。对早期、急性期或病情持续活动的患者应当密切随访直至病情得到控制。处于缓解期的患者可以每半年随访一次，同时，根据治疗药物的要求定期化验相应指标。应该明确，经治疗后的症状缓解，不等于疾病的根治，近期有效不等于远期有效。DMARDs 可以延缓疾病进展，但亦不能治愈 RA，基于这一点，为防止病情复发原则上不停药，但也可依据病情逐渐减量维持治疗，直至最终停用。

尽管 RA 对许多患者的生活带来很大影响，但必须说服患者积极进行受累关节的最大限度的运动和锻炼。对病情活动伴剧痛的严重病例，可能需短期的卧床休息。急性炎症过程被控制之前，为防止挛缩进行被动性锻炼要小心，避免发生剧烈疼痛。当炎症消退时，为使肌群康复应进行主动锻炼，保持关节正常活动范围，但不能使之疲劳。在炎症控制后能够预防屈曲挛缩和成功地使肌力恢复。已形成的屈曲挛缩需要加强锻炼，并使用连续性夹板固定或矫形外科措施。

2. 常用药物 治疗 RA 的常用药物分为四大类，即非甾体抗炎药（NSAIDs）、改善病情的抗风湿药（DMARDs）、糖皮质激素和植物药。

（1）NSAIDs：本类药物种类较多，常用的药物见表 5-3。NSAIDs 通过抑制环氧合酶活性、减少前列腺素合成而具有抗炎、止痛、退热、消肿作用。虽能减轻类风湿关节炎的症状，但不能改变病程和预防关节破坏，故必须与 DMARDs 联合应用。由于 NSAIDs 使前列腺素的合成减少，故可出现相应的不良反应，如胃肠道不良反应，如恶心、呕吐、腹痛、腹泻、腹胀、食欲不佳，严重者有消化道溃疡、出血、穿孔等；肾脏不良反应如因肾灌注量减少，出现水钠潴留、高血钾、血尿、蛋白尿、间质性肾炎。严重者发生肾坏死致肾功能不全。NSAIDs 还可引以外周血细胞减少、凝血障碍、再生障碍性贫血、肝功损害等，少数患者发生过敏反应（皮疹、哮喘），以及耳鸣、听力下降、无菌性脑膜炎等。

表 5-3 常用于治疗类风湿关节炎的 NSAIDs

| 分类 | 英文 | 半衰期（小时） | 每日总剂量（mg） | 每次剂量（mg） | 次/d |
|---|---|---|---|---|---|
| 丙酸衍生物 | | | | | |
| 布洛芬 | ibuprofen | 2 | 1200~3200 | 400~600 | 3~4 |
| 萘普生 | naproxen | 14 | 500~1000 | 250~500 | 2 |
| 洛索洛芬 | loxoprofen | 1.2 | 180 | 60 | 3 |
| 苯酰酸衍生物 | | | | | |
| 双氯芬酸 | diclofenac | 2 | 75~150 | 25~50 | 3~4 |
| 吲哚酰酸类 | | | | | |
| 吲哚美辛 | indometacin | 3~11 | 75 | 25 | 3 |
| 舒林酸 | sulindac | 18 | 400 | 200 | 2 |
| 阿西美辛 | acemetain | 3 | 90~180 | 30~60 | 3 |
| 吡喃羧酸类 | | | | | |
| 依托度酸 | etodolac | 8.3 | 400~1000 | 400~1000 | 1 |
| 非酸性类 | | | | | |
| 萘丁美酮 | nabumetone | 24 | 1000~2000 | 1000 | 1~2 |
| 昔康类 | | | | | |
| 炎痛昔康 | piroxicam | 30~86 | 20 | 20 | 1 |
| 烯醇酸类 | | | | | |
| 美洛昔康 | meloxicam | 20 | 15 | 7.5~15.0 | 1 |

| 分类 | 英文 | 半衰期（小时） | 每日总剂量（mg） | 每次剂量（mg） | 次/d |
|---|---|---|---|---|---|
| 磺酰苯胺类 | | | | | |
| 尼美舒利 | nimesulide | 2~5 | 400 | 100~200 | 2 |
| 昔布类 | | | | | |
| 塞来昔布 | celecoxib | 11 | 200~400 | 100~200 | 1~2 |
| 罗非昔布 | rofecoxib | 17 | 12.5~25.0 | 12.5~25.0 | 1 |

近年来由于对环氧合酶的研究发现两种同工异构体，即环氧合酶-1（COX-1）和环氧合酶-2（COX-2）。选择性 COX-2 抑制药（如昔布类）与非选择性 NSAIDs 相比，能明显减少严重胃肠道不良反应。必须指出的是无论选择何种 NSAIDs，剂量都应个体化；只有在一种 NSAIDs 足量使用 1~2 周无效后才更改为另一种，避免两种或两种以上 NSAIDs 同时服用，因其疗效不叠加，而不良反应增多；老年人宜选用半衰期短的 NSAIDs 药物，对有溃疡病史的老年人，宜服用选择性 COX-2 抑制药以减少胃肠道的不良反应。

（2）慢作用药物：加用慢作用药物的最适宜时机正在研究中，对加速进展的疾病应尽早使用。一般来说，如用阿司匹林或其他 NSAIDs 治疗疼痛与肿胀 3~4 个月仍无效，应考虑加用一种慢作用药物，如金制剂、青霉胺、羟氯喹或柳氮磺吡啶。甲氨蝶呤作为一种二线改善疾病的药物，早期应用正被逐渐推广。在严重活动性病例应早期合理应用甲氨蝶呤（3~4 周即可起效），剂量 2.5~15.0mg，每周 1 次顿服，通常从 7.5mg/周开始，根据需要逐渐加量。须监测肝脏功能，嗜酒及糖尿病者应避免应用。慢作用药物的联合应用往往比单一药物更有效。在最近的一项试验中，羟氯喹、柳氮磺吡啶和甲氨蝶呤的联合应用比单用甲氨蝶呤或另两类药物联用更为有效。其他实验性生物疗法（如抗肿瘤坏死因子、白介素-1 受体拮抗药）很有希望，国外已作为难治性病例的补充治疗手段，其远期疗效正在临床研究中（表 5-4）。

表 5-4　类风湿关节炎常用 DMARDs

| 药物 | 起效时间（个月） | 常用剂量（mg） | 给药途径 | 毒性反应 |
|---|---|---|---|---|
| 甲氨蝶呤 | 1~2 | 7.5~15.0，1 次/周 | 口服，肌内注射 | 胃肠道症状，口腔炎、皮疹、脱发、偶有骨髓抑制、肝脏毒性，肺间质变 |
| 柳氮磺吡啶 | 1~2 | 1000，2~3 次/d | 口服 | 皮疹，偶有骨髓抑制，胃肠道不耐受，对磺胺过敏者不宜服用 |
| 来氟米特 | 1~2 | 10~20，1 次/d | 口服 | 腹泻、瘙痒、可逆性转氨酶升高、脱发、皮疹 |
| 氯喹 | 2~4 | 250，1 次/d | 口服 | 头晕、头痛、皮疹、视网膜毒性、偶有心肌损害，禁用于窦房结功能有不全，传导阻滞者 |
| 羟氯喹 | 2~4 | 200，1~2 次/d | 口服 | 偶有皮疹、腹泻，罕有视网膜毒性，禁用于窦房结功能不全、传导阻滞者 |
| 金诺芬 | 4~6 | 3，1~2 次/d | 口服 | 可有口腔炎、皮疹，骨髓抑制、血小板减少、蛋白尿，但发生率低，腹泻常见 |
| 硫唑嘌呤 | 2~3 | 50~150，1 次/d | 口服 | 骨髓抑制、偶有肝毒性、早期流感样症状（如发热、胃肠道症状、肝功能异常） |
| 青霉胺 | 3~8 | 125~250，1 次/d | 口服 | 皮疹、口腔炎、味觉障碍、蛋白尿、骨髓抑制、偶有严重自身免疫病 |

（3）肾上腺皮质激素：肾上腺皮质激素能迅速控制临床表现，可用来维持关节功能，从而使患者继续从事日常的工作。但患者应注意长期用药后会发生的有关并发症和肾上腺皮质激素停药后的反跳现

象，必须在仔细且通过长期评估确定其潜在危险性较低后方可使用。使用肾上腺皮质激素的禁忌证包括：消化性溃疡、高血压、未经治疗的感染、糖尿病和青光眼。

泼尼松剂量不应超过 7.5mg/d，除非患者有严重的全身表现，如血管炎、胸膜炎或心包炎的患者。关节内注射长效皮质类固醇可暂时帮助控制 1~2 个极度疼痛关节的局部滑膜炎。由于皮质类固醇酯为晶体，所以注射后约 2% 患者在几个小时内局部炎症会暂时加重，过多的关节腔穿刺除了并发感染外，还可发生类固醇晶体性关节炎。小剂量糖皮质激素（每日泼尼松 10mg 或等效其他激素制剂）可缓解多数患者的症状，并作为 DMARDs 起效前的"桥梁"作用，或 NSAIDs 疗效不满意时的短期措施，必须纠正单用激素治疗 RA 的倾向，用激素时应同时服用 DMARDs。激素治疗 RA 的原则是：不需用大剂量时则用小剂量；能短期使用者，不长期使用；并在治疗过程中，注意补充钙剂和维生素以防止骨质疏松。其对 RA 的治疗一直存在争论。部分学者认为，肾上腺皮质激素的临床效果常随疾病时间的延长而降低，并不能阻止关节结构破坏的发展，也有学者认为它能延缓 RA 患者的骨质的侵蚀。

（4）植物药制剂

a. 雷公藤：雷公藤多苷 30~60mg/d，分 3 次饭后服。主要不良反应是性腺抑制，导致精子生成减少，男性不育和女性闭经。雷公藤还可以引起纳差、恶心、呕吐、腹痛、腹泻等，可有骨髓抑制作用，出现贫血、白细胞及血小板减少，并有可逆性肝酶升高和血肌酐清除率下降，其他不良反应包括皮疹、色素沉着、口腔溃疡、指甲变软、脱发、口干、心悸、胸闷、头疼和失眠等。

b. 青藤碱：青藤碱 20mg，饭前口服，每次 1~4 片，每日 3 次。常见不良反应有皮肤瘙痒、皮疹等过敏反应，少数患者出现白细胞减少。

c. 白芍总苷：常用剂量为 600mg，每日 2 或 3 次。不良反应有大便次数增多、轻度腹痛、纳差等。

3. 手术治疗　随着对类风湿关节炎深入研究，人们逐步认识到外科手术疗法对类风湿关节炎的治疗可以起到防止或延缓病情发展以及矫正畸形，恢复关节功能的作用。

1）滑膜切除术：Schuler 首先应用滑膜切除术以来，由于适应证选择不同，方法不一，效果并不理想。近 10 余年，对于类风湿关节炎病理生理的深入理解，逐步认为当急性期经药物基本控制后，手术切除滑膜，消除了类风湿关节炎的病灶，免除关节软骨破坏，终止滑膜局部免疫反应，避免全身自身免疫反应的产生与发展。这给滑膜切除术以理论上的支持，如适当地选择手术适应证，进行滑膜切除术，可提高手术效果。这一观点已逐步为人们所接受。

（1）适应证：a. 经有效药物治疗急性炎症已基本控制，患者全身情况比较稳定。b. 亚急性反复发作滑膜炎，病情持续 1 年以上，经多种非手术疗法，效果不显著者。c. 关节内有大量渗出液，非手术治疗无效达 3 个月后，已开始骨质破坏。关节活动受限者。d. 影像学显示关节骨质有早期侵蚀现象。

早期进行滑膜切除术可减轻患者疼痛，减轻或延缓关节面破坏。如待到关节已出现畸形，关节周围肌肉、韧带、肌腱已出现纤维化，则滑膜切除的效果较差，并可能影响关节活动度。故应在无骨质明显破坏时进行滑膜切除。

（2）手术方法：要求尽可能地切除滑膜组织。不切断韧带或骨组织，以利术后早期锻炼关节活动。

膝关节滑膜切除术可采用髌两侧纵切口显露膝关节内外两侧关节间隙，髌两侧纵切口不太妨碍术后膝关节活动，将髌上囊及内外前方滑膜切除。并刮除关节面的血管翳。关节后方滑膜不宜切除。以免引起粘连妨碍膝关节活动。将踝间凹内滑膜刮除。如有腘窝囊肿，则经膝后切口切除之。膝关节屈曲畸形超过 30° 者效果不好。一般优良率可达 75%。

（3）手术步骤：术者应有熟练的关节镜操作技术，由多处入口有条不紊地耐心清理进行滑膜切除。关节镜能切除关节前后部的滑膜，创伤小，不损伤半月板及其他韧带组织，术后恢复快。

关节镜下滑膜切除应有一定顺序，以免有所遗漏。例如首先处理髌上囊，外侧间室，外侧沟，踝间窝，内侧间室，内侧间，最后清理后侧滑膜。这样，需由几个入口进入才可完成。滑膜切除的工具可用刨刀，较快的方法是用咬钳将滑膜较大面积刨脱。如滑膜太厚则需切开切除滑膜。术后可行被动练习器锻炼。

踝关节滑膜炎关节肿痛可很快固定于足下垂畸形，必要时行跟腱延长术。滑膜切除术可经前、后方两切口进入。前方由胫骨前肌与趾伸肌间进入，露出前方关节囊，切开纤维层与滑膜之间，钝性剥离后切除踝前方滑膜。后方切口由腓骨长短肌后方进入，即可显露后关节囊。

肘关节滑膜切除：Smith - Peterson 发现在类风湿关节炎患者中，由于肱二头肌保护性痉挛，使桡骨头向前移位，桡骨头关节与肱骨小头的关节面对位不好。为增加伸屈及前臂旋转功能，手术时应将桡骨头切除。同时进行滑膜切除。可经肘外侧切口，由指总伸肌后侧进入，劈开桡侧腕伸肌纤维及外侧副韧带入关节囊，显露桡骨头，将桡骨头切除，并刮除环状韧带周围的滑膜组织。将关节囊向前方牵开切除滑膜。再经肘内侧面以肱骨内髁为中心，做一纵切口，保护尺神经，进入关节囊，切除残留滑膜。

腕关节可经背侧 S 形切口进入，将伸指腱拉开后，即可切开关节囊，切除滑膜。将伸指肌滑膜一并切除。掌指关节及手指指间关节滑膜切除与纠正尺偏畸形同时进行。

2）关节清理术：多用于慢性期病，除慢性滑膜炎外，同时有软骨及骨组织改变。除将滑膜切除外，还将损坏的软骨全层切除，清除增生的骨质增生。术后应行被动活动练习器辅助关节活动锻炼。

3）截骨术：适用于有成角畸形，病变已经稳定的病例，矫正畸形、改变关节负重力线为主要目的。据畸形的部位、关节活动情况决定手术。如膝关节尚有一定活动度，而呈内、外翻畸形或关节已僵直于内、外翻畸形，可行股骨下端或胫骨上端截骨。由于多数病例均为全关节软骨损坏，而很少患者只有一侧关节间隙损坏，故胫骨截骨术的适应证很少，且效果不佳。

4）关节融合术：适用于关节严重破坏，从事体力劳动的青壮年患者，为保持肢体稳定，可行融合术。肩、腕关节患者为减轻疼痛也可行关节融合术。

5）关节成形术

a. 关节成形术：最佳的适应证为肘关节强直的病例，不但能切除病骨组织，还能恢复肘关节活动。用股骨颈切除，粗隆下截骨治疗髋关节强直也取得较好效果。但术后跛行较重，现多采用全髋置换术。

b. 人工假体置换术：对于髋关节骨质破坏严重，疼痛并功能丧失的病例以人工全髋关节置换为首选。金属杯置换及双杯置换，保留了股骨头颈，短期内大多数患者可解除疼痛，但较长时间的随诊，其手术效果并不满意。人工股骨头置换术后常遗留髋关节疼痛。人工全髋关节置换的效果较好，能保持髋关节一定功能，消除疼痛，步态较好。如单侧髋关节受累的年轻患者可行髋关节融合或全髋关节置换。如双侧髋关节均受累侧至少一侧髋关节必须行全髋关节置换，双侧髋关节融合是禁忌的。

类风湿膝关节炎骨质破坏严重者疼痛，或伴有畸形可考虑行人工膝关节置换，对于较早期的患者，非手术治疗无效，进行人工全膝置换并不太困难。对于晚期类风湿膝关节炎的患者常伴有屈曲畸形或内、外翻畸形，则人工全膝置换有一定难度，手术后效果也较差，术后并发症多。

（尚奎大）

# 第二节　手部类风湿关节炎

## （一）临床表现

类风湿关节炎为全身性疾病，常从手部小关节起病。早期受累关节出现疼痛、肿胀、皮肤潮红、关节压痛、活动受限，一般为多关节对称性发作。病程可呈现发作与缓解交替进行。经过多次反复发作后，出现关节软骨破坏、肌肉萎缩、韧带肥厚等改变。可出现肌腱断裂，常发生断裂的肌腱是拇长伸肌腱，其次是指总伸肌、指屈肌腱和拇长屈肌腱。随着病变的发展，可出现关节纤维性强直，进而骨性强直，并呈现各种畸形，如指间关节梭状畸形，手指纽孔畸形或鹅颈畸形、拇指掌骨内收、掌指关节过伸或掌指关节屈曲、指间关节过伸畸形，腕关节屈曲畸形等，有的还可出现腕管综合征。

## （二）辅助检查

1. 实验室检查　活动期大多有贫血及血沉增快。70% 以上患者乳剂试验（类风湿因子试验）阳性。60% Rose Waaler 试验阳性。

关节穿刺液呈黄绿色不透明黏稠性低的浆液，白细胞数增高，多数为嗜中性白细胞。

2. X线检查　早期由于滑膜充血肥厚、关节内渗液、关节周围软组织水肿而呈现关节梭形肿胀、关节间隙增宽，同时关节邻近骨质疏松。以后由于软骨破坏，可见关节间隙变窄，甚至消失，骨质脱钙疏松更为显著，肌腱韧带萎缩，韧带可见钙化。晚期关节脱位、畸形，关节融合呈骨性强直。

典型的类风湿关节炎诊断并不困难。但不典型病例须注意与风湿性关节炎、系统性红斑狼疮、关节结核、骨性关节炎等相鉴别。

### （三）手术治疗

1. 滑膜切除术　对打破疾病的恶性循环、阻止病变发展、解除疼痛和改善关节功能均有良好作用。最常用于腕关节及伸肌腱。手背的伸肌腱滑膜切除及尺骨小头切除常与腕关节滑膜切除术同时进行。这一整套手术称腕背稳定术。手术步骤：

（1）腕背侧做S形切口，切开皮肤及皮下组织，显露伸肌支持带，并于尺侧纵行切断。

（2）显露所有伸肌腱，逐一将每条肌腱上的滑膜清除干净。

（3）切除尺骨小头远端1cm。

（4）将腕关节囊做一基底在远端的U形瓣，显露桡腕关节及腕间关节，将其间的滑膜清除干净后，将关节囊缝于桡骨所钻的骨孔上。

（5）切断骨间背神经终末支。

（6）将伸肌支持带移至肌腱下，关闭切口。

（7）无菌包扎后，以前臂管型石膏固定腕关节于功能位。

6周后去除石膏固定，开始做主动活动，可望获得一个没有疼痛并有60°屈伸活动度的腕关节。

腕部屈肌腱滑膜切除术常与有腕管综合征需做正中神经松解减压术者同时进行。

拇指各关节及屈肌腱的滑膜切除术很少施行，只有在症状局限、持久而严重的罕见情况下才应用。

2. 关节成形术　适于手指掌指关节，拇指腕掌关节强直和陈旧性脱位畸形。指间关节一般不做成形术。

关节成形术有三种基本做法：一是单纯关节切除成形术；二是切除关节及筋膜（或肋软骨膜）衬垫成形术；三是切除关节加硅胶膜衬垫成形术。

掌指关节成形术手术步骤见图5-1。

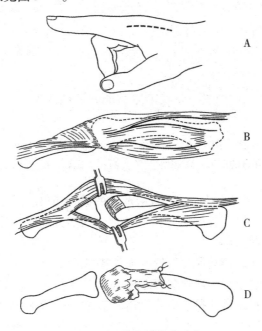

**图5-1　掌指关节成形术**

A. 皮肤切口；B. 显露强直的关节；C. 将掌骨远端修成锥形；D. 用筋膜覆盖掌骨残端

（1）在掌指关节背桡侧（或背尺侧）做一约4cm纵行切口。

（2）切开皮肤及皮下组织后，在骨间肌与指伸肌腱之间纵行切开筋膜，游离伸肌腱及骨间肌，保留指伸肌腱在近节指骨基部的止点。

（3）切除关节囊，剥离掌骨远端2cm长一段的周围软组织。

（4）凿开骨性融合或纤维性连接的关节。截除约1cm长的掌骨头，并把截面修成锥形或楔形，使其向掌侧倾斜，如近节指骨基部的关节面尚好，可不予处理，否则修成平面。

（5）于股部下端外侧阔筋膜表面取一筋膜或切取一片肋软骨膜或用无菌的硅胶膜，将其包裹覆盖掌骨残端，用细羊肠线做荷包缝合，将其固定于掌骨颈部。如用硅胶膜衬垫，可用细金属丝绑扎固定。

（6）于末节指骨横行穿过一细克氏针，以备术后骨牵引用。亦可于指甲缝一粗丝线，备做指甲牵引用。

（7）术后用背侧石膏托固定掌指关节于屈曲90°位，做骨牵引（或指甲牵引），以保持关节有较大间隙。

2周后去除固定及牵引，改作弹性牵引，开始功能训练，为时需2个月左右。

3.人工关节置换术（人工关节成形术）　适用于关节强直、陈旧性关节脱位及严重关节偏斜畸形。常用于手指掌指关节、拇指腕掌关节及腕关节，较少用于指间关节。

目前常用的人工关节为硅橡胶制品。近来又研制出金属和塑料制品。如使用得当，硅橡胶人工关节成形术，在活动性和美观方面均满意。约4%发生植入失败或断裂，约18%的病例出现硅橡胶继发性变形。金属和塑料人工关节，由于黏合固定方面的问题，不适合在手指和拇指关节推广应用，但在腕关节则有取代硅橡胶人工关节的趋势。

掌指关节人工关节置换术（图5－2）操作步骤：

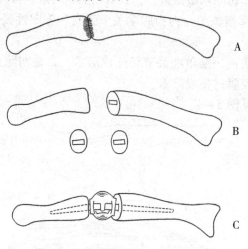

**图5－2　掌指关节人工关节置换术**
A. 显露强直的关节；B. 用髓腔扩大器扩大髓腔；C. 置入人工关节

（1）在掌指关节背桡侧（或背尺侧）做一约4cm长的纵行切口。

（2）切开皮肤及皮下组织后，于骨间肌与指伸肌腱之间切开筋膜，分离骨间肌和指伸肌腱，保留指伸肌腱在近节指骨基部的止点。

（3）从掌骨头上剥下关节囊，使其保留于近节指骨基部。

（4）剥离掌骨远端周围的软组织，截除掌骨远端1cm左右。

（5）选用适当型号的髓腔扩大器，扩大掌骨远端和近节指骨近端的髓腔，修成适合于容纳人工关节柄的髓腔。

（6）选择与髓腔扩大器同样型号的人工关节。

（7）使掌指关节和人工关节处于屈曲位，将人工关节柄分别插入近远两端髓腔内以后，在牵引情况下伸直患指，同时将人工关节柄逐渐完全插入。

（8）将保留的关节囊覆盖于人工关节表面，可缝合数针固定。

（9）纠正关节畸形，止血，冲洗伤口，缝合。

（10）术后用石膏托固定掌指关节于伸直位3周，以后白天活动关节，夜间继续固定，过3周后完全解除固定。

4. 关节融合术（关节固定术） 适用于类风湿关节炎引起的关节畸形强直。手术可达到解除疼痛、纠正畸形、改善功能的目的。本手术疗效持久，不易发生晚期再变形。唯一缺点是丧失关节的活动功能。因此，手指掌指关节、拇指腕掌关节一般不做此手术，常用于指间关节拇指掌指关节以及腕关节。融合位置略小于各关节的功能位。腕关节融合在背伸20°位，手指掌指关节为20°~30°屈曲位，近侧指间关节为屈曲40°~50°（尺侧指比桡侧指依次递增），远侧指间关节15°~20°，拇指掌指关节融合在屈曲20°、前旋20°位，指间关节为屈曲20°。腕掌关节融合在对掌位。腕关节融合术操作步骤：

1）腕关节融合术（图5-3，图5-4），一般和滑膜切除术、尺骨小头切除术同时进行。

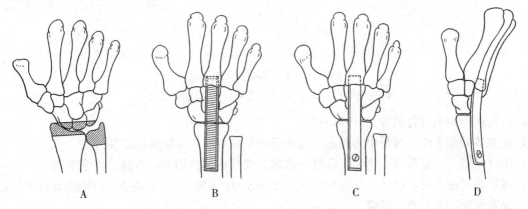

图5-3 腕关节融合术（方法一）

A. 切除桡腕关节的关节面，切除桡腕关节及腕骨间滑膜，切除尺骨远端1cm；B. 在桡骨下端及腕骨背面做一骨槽，第3掌骨基底做一骨洞；C. 取自体髂骨内板移植于骨槽内，近端以一枚螺丝固定于桡骨，远端插入第3掌骨基底骨洞内；D. 腕关节功能位制动

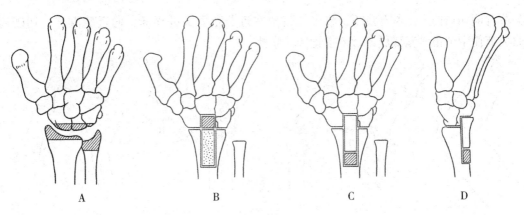

图5-4 腕关节融合术（方法二）

A. 切除桡腕关节的关节面，切除腕关节及腕骨间滑膜，切除尺骨远端1cm；B. 在桡骨下端及腕骨背面各切取一骨块并形成骨槽；C. 两骨块互换位置；D. 腕关节功能位制动

（1）在腕背侧做一S形切口，切开皮肤及皮下组织，纵行切断伸肌支持带。

（2）逐一清除每条伸肌腱上的滑膜。

（3）切除尺骨小头远端1cm。

（4）切开并剥离桡腕关节囊，切除关节间的滑膜及关节软骨。

（5）以骨圆针交叉固定腕关节于背伸20°位（亦可采用髂骨板植骨融合的方法，或桡骨背侧骨片与腕骨背侧骨片调换位置的方法）。

（6）将切下的骨松质咬成碎片移植于关节间隙。

（7）缝合伤口，短臂管形石膏固定腕关节背伸20°位，8周。

2）近侧指间关节融合术（图5-5）操作步骤：

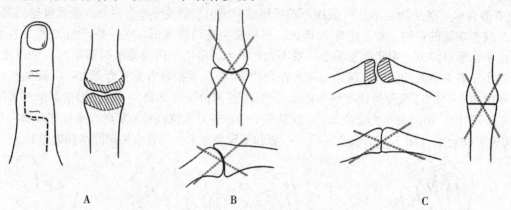

**图5-5　近侧指间关节融合术**
A. 皮肤切口；B. 固定方法之一；C. 固定方法之二

（1）在近侧指间关节背侧做一S形切口。

（2）在关节间隙平面，横断中央腱束、两侧腱束及关节囊，保留掌侧副韧带。

（3）用咬骨钳将一骨端咬成凹面，将另一骨端咬成凸面，或用电锯将两端锯成平面。

（4）将断面对接严密，以细克氏针交叉固定于屈曲40°～50°位，于关节间隙周围置放少量碎骨片。

（5）缝合切断的关节囊、肌腱。

（6）用前臂石膏托固定8周。

远侧指间关节融合术和拇指掌指关节、指间关节融合术操作步骤与近侧指间关节融合术相似。

胥少汀与时述山报道"插榫法指关节融合术"适用于近指间关节与远指间关节融合（图5-6）。方法如下：

指关节背侧切口同上。翻开皮下，将中央腱条在近节指骨头处横断，向远侧翻开，切断两侧副韧带，屈曲关节使中节指骨基底脱向近节指骨头的掌侧。

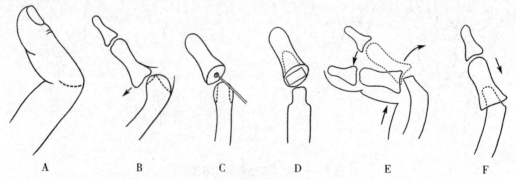

**图5-6　插榫法指关节融合术**
A. 指背侧切口；B. 中央腱条切断、中节指骨向掌侧脱位，近节做成骨榫；C. 中节指骨基底做一骨洞；D. 骨洞与骨榫已做好；E、F. 插榫融合

将近节指骨头做成斜向前的方形插榫。先用小凿凿除骨头两侧多余骨质，留下中间宽为5～6mm、长为7～8mm的骨榫，掌侧仅去除关节软骨，保留骨皮质，背侧由指骨头掌侧最远端斜向背面做成斜坡，则成梯形长方骨榫。此斜骨榫既可使关节融合在屈曲位，又便于中节指骨在伸直过程中易于插入，而不必牵开关节。

中节指基底做骨洞，先用手钻或手锥于关节软骨面向骨髓腔钻孔，再用小凿扩大成方形骨髓腔洞，其大小应与近指节骨榫相一致，骨榫与骨洞应尽量做大，根据中节指骨基底周径，仅留下骨皮质为宜。

关节复位融合。术者一手把持近节指骨固定不动，另一手握住中及远指节。在屈曲位上向远侧牵引，使中指节骨洞达到骨榫末端，边牵边伸中指节使骨洞套在骨榫上，慢慢放松牵引并改为纵向加压，使榫插紧且无侧方歪斜与旋转，近指间关节屈曲 35°～40°，远指间关节屈曲 20°。由插榫的背侧斜坡斜度及插入位置控制。

插榫牢固者，不需内固定，亦可插入 1 枚克氏针固定，将中央腱条拉紧重叠缝合，固定牢固者术后无需外固定，亦可用石膏固定该指 3 周。一般 4～5 周融合。

拇指腕掌关节融合术操作步骤见图 5－7：

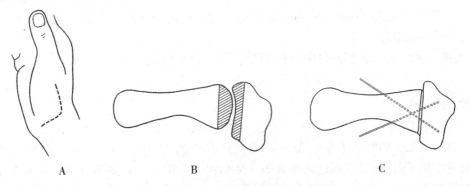

图 5－7　拇指腕掌关节融合术
A. 切口；B. 切除关节软骨；C. 植骨加克氏针内固定

（1）在拇指腕掌关节桡侧做 L 形切口。
（2）显露腕掌关节。
（3）在关节间隙平面切断关节囊，显露关节面。
（4）切除两端关节面软骨。
（5）将两端骨断面对接严密后，用细克氏针交叉固定于对掌位。关节间隙周围植入少量碎骨片。
（6）缝合关节囊及皮肤。
（7）用前臂石膏托固定 8 周。

5. 手内肌痉挛解除术　适用于手内肌痉挛而出现的鹅颈畸形患者。

其方法有：切除掌骨头或切除掌骨基底，切断手内肌起点；游离手内肌起始部向下推移。

6. 肌腱修复术　类风湿关节炎出现肌腱断裂时，可采用直接缝合进行修复。如不能直接缝合，可采用肌腱转移或肌腱移植。纽孔畸形由伸肌腱中央束断裂或中央束及其三角韧带松弛所致，应修复中央束以矫正畸形。

（尚奎大）

# 第三节　强直性脊柱炎

强直性脊柱炎（ankylosing spondylitis，AS）是一种主要累及中轴骨骼的慢性炎症性疾病，本病的标记性特点是骶髂关节炎。以脊柱炎为主要病变者称原发性 AS，伴发反应性关节炎、银屑病、炎症性肠病等则称继发性 AS。这里讨论的是原发性 AS。

骶髂关节炎放射学特征性标志，在诊断中的重要性可从对本病的认识及诊断标准修订的过程中，得到比较充分的了解。研究证明，脊柱弯曲只见于本病晚期阶段，且见于少数严重病例，能客观反映本病早期变化者为骶髂关节炎。

## （一）发病特点

AS 曾被认为在男性多见，国内资料男女之比为 10.6 ：1。现在有报道提出本病在两性的分布上几乎相等，只不过女性发病常较缓慢，病情较轻。发病年龄在 15～30 岁，30 岁以后及 8 岁以下的儿童发病者少见。患病率在欧洲的调查为 0.05%～0.23%，在美国为 0.13%～0.22%，在日本国内为 0.05%～0.20%，在我国约为 0.4%。按我国初步调查的患病率推估，我国 AS 患者至少有 400 万例。20 世纪 70 年代发现 AS 患者与人类白细胞抗原 – B27（HLA – B27，简称 B27）密切相关。B27 阳性率在我国一般人群为 5%～7%，在 AS 患者达 90% 以上。有报道在 7 例 B27（+）AS 先证者的一级亲属中，B27（+）者占 48.5%，AS 的患病率占 24.2%，明显高于一般人群，说明 AS 有家族聚集倾向。

## （二）病因

1. 遗传　遗传因素在 AS 的发病中起作用。AS 的 HLA – B27 阳性率高达 96%，其直系亲属 HLA – B27 阳性率达 58%，而普通人群仅 4%。

2. 感染　本病常并发前列腺炎、溃疡性结肠炎，盆腔感染经淋巴途径播散到骶髂关节，再经脊椎静脉丛播散到脊柱可能引起本病。

3. 自身免疫　60% 的 AS 患者血中补体增高，血中有免疫复合物。IgA，IgG，IgM 和 C4 水平均增高。

## （三）发病机制

研究发现，虽然 HLA – B27 与 AS 密切相关，但并不代表 HLA – B27 阳性的个体一定会患 AS，相反，大约 80% HLA – B27 阳性者不发生 AS，以及大约 10% 的 AS 患者 HLA – B27 阴性，因而遗传因素与环境因素相互作用导致 AS 的发病已成为共识。环境因素一般认为和感染有关，有人发现 AS 患者大便中肺炎克雷伯菌检出率为 19%，较对照组明显升高；在 AS 活动期中肠道肺炎克雷伯菌的携带率及血清中针对该菌的 IgA 型抗体滴度均较对照组高，且与病情呈正相关。关于 HLA – B27 与 AS 的相关机制还不是很清楚，近年来许多学者通过大量的研究提出了一些假说，如分子模拟学说、关节源性致病肽学说及 T 细胞抗原受体学说等，这些学说均有一定的理论和实验依据，但也有局限性，均不能完整地阐明 AS 的发病机制，有待进一步研究。

## （四）病理改变

AS 关节变化是以肉芽肿为特征的滑膜炎。伴以纤维化和骨化、滑膜增厚，巨噬、淋巴和浆细胞浸润。病变原发部位是韧带和关节囊的附着部。病理改变是韧带附着病变，导致韧带骨化形成，椎体方形变，椎骨终板破坏，跟腱炎和其他改变。韧带、关节囊附着部的炎症使骨质破坏、缺损，被含有淋巴和浆细胞的结缔组织取代，填充与修补的网状骨在侵蚀的骨表面形成韧带骨化。随后，网状骨再塑形，形成板状骨，髂骨、大转子、坐骨结节、髌骨表面等韧带附着处均可发生同样病变。椎间盘纤维环前外侧外层纤维中形成的韧带骨化不断纵向延伸，最后成为相邻两个椎体的骨桥。

随着病变进展和演变，关节和关节附件出现骨化倾向。早期韧带、纤维环、椎间盘、骨膜和骨小梁为血管性和纤维性组织侵犯，被肉芽肿组织取代，致关节破坏和骨质硬化。修复后，最终发生关节纤维性和骨性强直，椎骨骨质疏松，肌肉萎缩胸腰椎后凸畸形。椎骨的软骨终板和椎间盘边缘的炎症，最终引起局部骨化。心脏病变有侵犯主动脉瓣尖、主动脉窦后上方主动脉外膜瘢痕组织和内膜纤维性增大。瘢痕组织扩展至主动脉基底部下方，产生主动脉下纤维嵴。病变累及二尖瓣小叶引起二尖瓣关闭不全。肺部病变为斑片状肺炎伴圆细胞和成纤维细胞浸润，进展至肺泡间纤维化伴玻璃样变。

## （五）临床表现

AS 好发于 16～25 岁青年人。起病隐袭，进展缓慢。早期症状常为下腰痛和僵硬。可伴乏力、食欲减退、消瘦和低热等。起初疼痛为间歇性，后变为持续性。后期炎性疼痛消失，脊柱大部强直。可发展至严重畸形。女性患者周围关节侵犯较常见，进展较慢，脊椎畸形较轻。

1. 骶髂关节　最早为骶髂关节炎，后发展至腰骶部、胸椎及颈椎。下腰痛和僵硬常累及臀部、大腿，但无神经系体征。AS 下腰痛可从一侧转至另一侧，直抬腿试验阴性。直接按压骶髂关节或将其伸展，可引起疼痛。有时只有骶髂关节炎的 X 线征而无症状和体征。

2. 腰椎　下腰痛和活动受限多是腰椎受累和骶髂关节炎所致。早期为弥漫性肌肉疼痛，以后集中于腰骶椎部。腰部前屈、后伸、侧弯和旋转均受限。腰椎棘突压痛，腰背椎旁肌肉痉挛。后期有腰背肌萎缩。

3. 胸廓、胸椎　腰椎受累后波及胸椎。可有胸背痛、前胸和侧胸痛。胸部扩张受限。胸痛为吸气性，可因咳嗽、喷嚏加重。主要由于肋椎关节、肋骨肋软骨连接处、胸骨柄关节和胸锁关节受累。胸廓扩张度较正常人降低50%以上。

4. 颈椎　早期可为颈椎炎。由腰胸椎病变上行而来。可发生颈－胸椎后凸畸形，头常固定于前屈位。颈后伸、侧凸、旋转可受限。可有颈椎部疼痛，沿颈部向头部放射。神经根痛可放射至头和臂。有颈部肌肉痉挛，最后肌肉萎缩。

5. 后期脊柱改变　颈部固定于前屈位，胸椎后凸畸形，胸廓固定，腰椎后凸畸形，髋和膝关节屈曲挛缩是 AS 后期特征性姿势。此期炎症疼痛消失。但可发生骨折，一般为多发性。由于畸形，X 线不易发现骨折位置，需特殊位置检查。

6. 周围关节　周围关节受累率为肩和髋40%，膝15%，踝10%，腕和足各5%，极少累及手。肩和髋关节活动受限较疼痛突出，早期滑膜炎期，即活动受限，随着病变进展，软骨退变，关节周围结构纤维化，关节强直。

7. 关节外病变　AS 可影响多系统，伴发各种疾病。多在 AS 病后出现，少数在发病前出现。

（1）心脏病变：脊椎炎较重并有全身和周围关节病患者心脏病变常见。表现主动脉瓣闭锁不全，心脏扩大和房室传导阻滞，并可发生阿－斯综合征。

（2）眼部病变：结膜炎和虹膜炎的发病率可达25%，眼部侵犯在周围关节病者较常见。病程越长，发生虹膜炎的机会越多。

（3）肺部病变：肺上叶纤维化是 AS 的后期并发症。表现为咳嗽、咳痰和气喘。X 线检查示双肺上叶弥漫性纤维化，可有囊肿形成与实质破坏，类似结核，应加以区别。治疗常无效，多在大量咯血后死亡，中医养肺滋阴法有效。

（4）慢性前列腺炎。

（5）淀粉样变：为少见并发症。有蛋白尿时应疑为此症。

（6）肾脏病变：AS 患者的肾小球功能无明显异常。

（7）神经系统病变：AS 后期可发生马尾神经受侵犯。表现为隐袭起病的下肢或臀部疼痛，伴感觉和运动功能障碍，出现膀胱和直肠症状。其他有颈椎脱位和骨折引起的脊髓压迫症状，以及椎间盘炎引起的剧烈疼痛。

## （六）辅助检查

1. 物理检查　如下所述：

（1）脊柱检查可以发现肌肉痉挛和正常脊柱前凸消失，前屈受限的程度可以通过测量屈曲时两点间分散度（distraction）来获得，下点位于腰骶关节水平，上点在下点的10cm水平，在正常人中，这条10cm长的分散度是5~8cm，未经治疗的脊柱炎患者只有0~6cm。脊椎侧弯也可通过测量反向侧弯时的分散度来获得，在腋中线画一条20cm长的线，此时正常人的分散度变化在5~20cm，脊柱炎患者为0~7cm。

（2）周围关节受累，尤其是下肢，可见于20%至30%的某些阶段的患者，肩关节和髋关节的炎性疾病可以导致进行性功能丧失，附着端病变的表现包括足底筋膜炎、骨软骨炎和阿基里斯（Achilles）腱鞘炎。

2. X 线检查　如下所述：

（1）骶髂关节 X 线征象：X 线征为早期表现，骶髂关节炎的 X 线征分为5级。0级为正常；Ⅰ级为可疑骶髂关节炎；Ⅱ级为骶髂关节边缘模糊，略有硬化和微小侵蚀病变，关节间隙轻度变窄；Ⅲ级为骶髂关节两侧硬化，关节边缘模糊不清，有侵蚀病变伴关节间隙消失；Ⅳ级为关节完全融合，呈强直状态，伴有或无残存的硬化。早期 X 线征还可有骶髂关节边缘骨皮质断裂，呈斑点状或块状骨质脱钙，骨质侵蚀。病变进行关节间隙略增宽，关节轮廓模糊，以后关节边缘呈现锯齿状，参差不齐，关节间隙变窄，关节区域浓淡不均。骶髂关节逐渐有骨小梁相互伸延。最后关节完全融合，关节腔消失。

（2）脊柱病变 X 线征：脊椎普遍性骨质疏松，严重时，可引起椎体压缩性骨折。还可有椎小关节模糊，椎体骨小梁模糊，脱钙所致。椎体方形变，腰椎的正常前突弧度消失而变直。病变演进，侵蚀性病变扩展，侵犯腰椎、胸椎、颈椎椎间小关节。后期椎间盘间隙钙化，特别是纤维环和前纵行韧带钙化和骨化，韧带骨赘形成，将相邻椎体连合，呈现竹节样变，椎间小关节融合。脊椎关节可完全强直。

（3）脊椎外关节 X 线征：髋和肩关节间隙显著变窄，可有韧带附着部新骨形成，包括跖骨骨赘和跟腱附着处骨膜炎。

3. CT 检查　骶髂关节 CT 检查在一定程度上提高了对本病的早期诊断率。然而，应该强调以下几点：

（1）X 线双骶髂关节正位相仍不失为 AS 的基本放射学检查手段，临床上一般照骨盆正位相。因为骨盆正位相除了解骶髂关节外，还可显示双侧髋关节以及其他部位如耻骨联合、坐骨结节、髂峰等的情况，有利于了解更多的信息。对于不典型病例，还便于除外其他疾病，在临床经治病例中，腰椎和髂骨新生物、致密性髂骨炎等，均曾见到。

（2）不是所有 AS 患者均需进行骶髂关节 CT 检查，因为，Ⅲ级或Ⅲ级以上的放射学骶髂关节炎，一般放射学医师和风湿病学医师都可以诊断，且不同观察者读片结果差异不大。对临床高度可疑，骨盆平片正常或不能确定，以及骨盆平片显示Ⅱ级骶髂关节炎者，为进一步确诊，才需行 CT 检查。因为骶髂关节结构复杂，耳状面不但不在同一平面上，且形状不规则、因人而异。加之盆腔内容物如肠管、肠气、粪块等的干扰，早期骶髂关节炎较难识别，即使有经验的放射学医师之间，包括同一放射学医师不同时间读片，结果都可能发生较大差异，故需借助 CT 确定。

（3）了解骶髂关节 CT 的正常变异，除外其他可能引起 CT 异常表现的临床情况。CT 骶髂关节炎尚无统一分级标准，一般采用纽约标准的 5 级分类法。值得注意的是，国内外关于不同年龄组正常人 CT 骶髂关节检查的报道不多，因此认识其正常变异十分重要。

骶髂关节实际上包括滑膜关节和韧带联结两部分，前者见于前下部 1/3 ~ 1/2 部分，其他部位为韧带联结。骶髂关节炎见于滑膜关节则为滑膜炎；见于韧带部则为附着点炎。早期骶髂关节炎见于真正滑膜关节部位，韧带部没有软骨、关节囊或滑膜，其在 AS 的病理表现为韧带炎症和钙化。国外报道和作者研究均表明，30 岁以上的正常人，髂骨端不均一的硬化、关节间隙局限性狭窄，以及关节附近边界清楚、有清晰硬化边的小囊变都不应视作病变表现。年长者髂骨面边缘常见模糊，韧带部骨皮质尤其是骶骨面边缘常不规则，酷似侵蚀，应予注意。

年老者骶髂关节骨关节炎可表现为关节间隙狭窄、软骨下骨硬化、关节前缘骨质增生，以至形成骨桥，易与骶髂关节炎混淆。原发性弥漫性骨肥厚也可出现类似情况。其他如甲状旁腺功能亢进的代谢性疾病、盆腔内感染、新生物等，也可引起类似 AS 骶髂关节炎的放射学表现，这里不再赘述。

4. 实验室检查　疾病活动期 82% 的患者有血沉增快，半数以上的患者血清 C - 反应蛋白增高，42% 的患者有轻度低色素性贫血。类风湿因子的阳性率不高于正常人群。40% ~ 73% 的患者 IgG、IgA 和 IgM 增高。HLA - B27 阳性率高达 96%。有学者报道，39% 的 AS 血清抗黑腹果蝇多线染色体位点 93D 抗体阳性，称之为 AS 的标记性抗体，但在其他实验室未得到重复性结果。最近，国内用人工合成含有肺炎克雷伯杆菌固氮酶与 HLA - B27 抗原分子模拟的 6 个氨基酸片段的 18 肽作为抗原，用 ELISA 试验测定血清抗 18 肽抗体，AS 患者的阳性率达 42%，其中 B27 阳性者该抗体水平均增高。

HLA - B27 检测不能作为确诊的依据。自发现 AS 与 HLA - B27 强相关以来，激发了人们对本病的兴趣，也为本病的诊断提供了新的线索。对疑似或不典型病例，HLA - B27 的检测大大增加了诊断的可能性。例如在高加索人种，HLA - B27 对 AS 诊断的特异性和敏感性均达 92%。然而，HLA - B27 不能作为 AS 的"常规性""诊断性"或"确诊性"检验手段，更不能替代骶髂关节炎的存在与否。这是因为，慢性腰腿痛是一种极常见症状。国内许多学者的流行病学研究证明，人群中 10% 以上存在腰痛症状，而 HLA - B27 阳性率为 4% ~ 8%，AS 的患病率仅 2‰左右，也就是说，一般人群中，每 1000 人中约有 100 名慢性腰痛，40 ~ 80 名 HLA - B27 阳性，而 AS 仅 2 名左右。何况还有 10% 左右 AS 患者 HLA

－B27 阴性。因此，在缺乏肯定的放射学骶髂关节炎的情况下，即使存在类似 AS 的临床症状和体征，同时具有 HLA－B27 阳性，也不能确诊 AS。

### （七）诊断

该标准要求的必要条件是患者有 X 线片证实的双侧或单侧骶髂关节炎，并分别附加下列临床表现中 1 条或 1 条以上。①腰椎三个方向的运动（前屈、侧屈和后伸）受限。②腰背疼痛史或现在症。③胸廓扩展受限，在第 4 肋间隙测量小于 2.5cm。或者是：①腰痛、晨僵 3 个月以上，活动改善，休息无改善。②腰椎额状面和矢状面活动受限。③胸廓活动度低于相应年龄、性别的正常人。HLA－B27 没有必要作为常规临床试验。由于正常人群的 B27 阳性率可达 4%～8%，HLA－B27 阳性虽可作为诊断 AS 的支持性证据，但无诊断意义。阴性时不能排除诊断。AS 是血清阳性脊柱关节病的原型。在诊断 AS 时必须排除其他与骶髂关节炎相关联的脊柱关节病（如银屑病关节炎、赖特综合征等）。

### （八）鉴别诊断

1. 与类风湿关节炎鉴别　AS 男性多发而类风湿关节炎女性居多；AS 无例外地有骶髂关节受累，类风湿关节炎则无；AS 为全脊柱自下而上地受累，类风湿关节炎只侵犯颈椎，外周关节炎在 AS 为少数关节、非对称性，且以下肢大关节为主，在类风湿关节炎则为多关节、对称性，四肢大小关节均可发病，AS 无类风湿关节炎可见的类风湿结节，AS 的血清类风湿因子均为阴性，而类风湿关节炎的阳性率占 60%～95%。此外，AS 以 HLA－B27 阳性居多，而类风湿关节炎则与 HLA－DR4 阳性相关。AS 和类风湿关节炎并不互相排斥，两种疾病发生在同一患者的概率为 1/1 万～1/20 万。

2. 女性强直性脊柱炎特点　AS 发生在女性常被延迟诊断或误诊。骶髂关节炎在两性发病相等，只是进行性疾病在男性更为多见。女性的病情较轻，更容易发生外周关节受累，但髋关节较少发病，有时被误诊为类风湿关节炎。国外调查，大多数女性患者的病程不受妊娠的影响，对新生儿亦无危害。

3. 幼年强直性脊柱炎特点　16 周岁以前发生的 AS 称为幼年强直脊柱炎。国外估计幼年强直性脊柱炎的患病率大于 33/10 万。另外，10% 的成人 AS 在儿童期发病。由于幼年强直性脊柱炎患者早期缺乏成人强直性脊柱炎所具有的腰骶部疼痛症状及骶髂关节炎 X 线征象，致使诊断发生困难，并常被误诊为幼年类风湿性关节炎少关节型。迄今，幼年强直性脊柱炎尚无统一的诊断标准，归纳临床上有以下特点：

（1）患者发病年龄多在 8 岁以上。

（2）男性占绝对多数。

（3）外周关节几乎必定受累，并常作为第一症状。关节炎初起虽有少关节非对称性及多关节对称性之分，但均以下肢关节居多，尤其是膝、髋及踝关节。

（4）髋关节受累者多数出现破坏性病变，为本病致残的主要原因。其他关节受累则预后良好。

（5）足跟痛及肌腱端炎是本病的主要特征之一，尤其在少关节发病者多见。

（6）腰骶部疼痛及骶髂关节炎是本病的主要表现，通常在发病后几个月到几年出现。

（7）HLA－B27 阳性率可达 90%，对诊断本病有意义。

（8）类风湿因子和抗核抗体阴性有利于诊断。

（9）有脊柱关节病的家族史。

幼年强直性脊柱炎和幼年类风湿关节炎为两种不同的疾病，治疗方法和转归不尽相同。临床上对 8 岁以后发病的关节炎（尤其是男性），不论早期受累的关节数目多少及有无腰骶部不适，应当考虑幼年强直性脊柱炎的可能性，并常规进行骶髂关节 X 线片及 HLA－B27 检查，及早确定诊断。

### （九）畸形评估

为了改善 AS 患者的视野、呼吸功能、平衡、坐姿、吞咽功能及行走要求，常常需要进行畸形矫正，术前畸形的评估非常重要。髋关节屈曲挛缩、腰椎前凸消失、进行性的颈胸部脊柱后凸加重都是 AS 患者致残和后凸畸形的因素。因此 AS 患者的临床和影像学畸形评估是术前设计的主要组成部分。畸形的评估有助于脊柱截骨平面和矫形角度的确定，以及是否同时进行全髋关节置换手术的适应证判断。

1. 临床评估　AS 后期颈椎僵直，不能屈曲后伸，严重的胸椎后凸畸形也会造成患者平视障碍。注视范围和躯干整体平衡的评估和手术方案的制定对术后效果和患者满意度的预测有很大指导意义。颏眉角、注视角和枕壁间距主要用于评估脊柱的功能性畸形。颏眉角和注视角主要用于评估平视视野范围，颏眉角是在患者髋膝关节完全伸直情况下下颏和眉弓连线与铅垂线形成的角度，注视角是颏眉角的余角，两者的正确矫正可以客观上改善患者的水平注视能力。枕壁间距主要用来粗略估计患者的矢状位平衡，保证患者的臀部和足跟紧靠墙壁、膝髋关节伸直位，测量枕部和墙壁之间的水平距离即为枕壁间距，其正常值为 0～2cm。屈曲挛缩角度用于评估髋关节屈曲挛缩的程度、辅助术前截骨方案的设计，测量时患者平卧、腰部平直，测量股骨干和水平面的夹角即为屈曲挛缩角度。尽管矢状位平衡和视野改善是 AS 脊柱畸形手术的两个主要目标，但这两者是不同的概念，且截骨平面对这两个参数的影响并不相同。为了单纯追求矢状面平衡而进行大角度的截骨矫形是不可取的，术前应严格手术方案设计，协调注视能力和矢状位平衡的矫形，以便达到最佳的疗效和患者满意度。

2. 影像学评估　AS 患者畸形程度可以通过影像学测量畸形角度来评估。目前畸形测量的方法尚未统一，但常用的术前畸形角度的测量包括整体后凸角度和脊柱局部畸形角度。脊柱整体后凸角度的测量是使用标准的全脊柱侧位 X 线片，分别沿 $T_4$ 上终板和 $L_5$ 下终板画线，测量两者相交的 Cobb 角。腰椎截骨矫形时整体后凸角度与腰椎前凸的矫正度数密切相关，因此整体后凸畸形的角度评估对腰椎截骨有很好的指导价值。

脊柱局部畸形的角度评估方法主要包括胸椎后凸与腰椎前凸角度测量和截骨部位后凸角度测量。胸椎和腰椎的畸形主要通过测量 $T_{1-12}$ 和 $L_1$～$S_1$ Cobb 角进行评估。截骨部位后凸角度是测量截骨部位上一椎体上终板和下一椎体下终板画线后相交的 Cobb 角。

正常脊柱在矢状面平衡时中心恰好位于 $S_1$ 椎体的前方。侧位 X 线片上从 $C_7$ 椎体中心画 1 条铅垂线应恰好和 $S_1$ 椎体前缘接触。手术前矢状面的平衡主要依据髋膝关节完全伸直时测量脊柱侧位 X 线片上的 $C_7$ 或 $T_1$ 铅垂线和骶骨前角之间的距离进行评估，冠状面的平衡主要通过测量脊柱前后位 X 线片上 $C_7$ 或 $T_1$ 铅垂线和骶骨正中线之间的距离评测。正常个体可以通过改变骶骨的倾斜度以及髋、膝、踝关节的屈曲伸展来代偿轻度的矢状位失衡。而在 AS 患者中由于以上部位的活动度丧失，正常的代偿机制不能有效发挥作用。由于 AS 患者髋关节受累情况不同，为消除下肢不同位置对矢状面垂直轴（sagittal verticalaxis，SVA），即 $C_7$ 铅垂线的影响，采用骶骨终板角（sacral endplate angle，SEA）在 40°的位置模拟髋关节的 0°体位，并拍摄侧位 X 线片进行矢状面垂直轴的相关测量和术前方案的设计。

## （十）治疗

目前的药物治疗方法很多，品种较多，没有共认和确切的方案，下面是一些学者采用的药物。

1. 非甾体抗炎药物（NSAID）　这类药通过抑制还氧化酶的活性阻止前列腺素的合成，进而产生抗炎的效应，迅速缓解患者的腰背痛及由其他附着点炎症引起的疼痛，减轻关节肿胀和疼痛，提高生活质量。因而在 AS 的早期治疗中常为首选。NSAID 种类繁多，吲哚美辛缓解 AS 的疼痛疗效较其他 NSAID 更为显著。NSAID 通常需使用 2 个月左右，待症状控制后可逐渐减量至停用。这类药的常见不良反应主要是胃肠道不适，严重时甚至可危及生命，在用药过程中应严密观察。

2. 改善病情药物　由于 NSAID 并不能阻止疾病的进展，因而改善病情药物在确诊后应尽早使用。

（1）柳氮磺吡啶（SASP）：国外学者认为，SASP 可改善 AS 患者的关节疼痛，并降低血清 IgA 水平，对改善 AS 患者的外周关节炎有效，并对本病并发的前葡萄膜炎有预防复发和减轻病变的作用。目前在国内，对已诊断为 AS 的患者无论病程长短、轻重以及是否有外周关节受累，SALSP 均为首选。对于脊柱已发生"竹节"样变又无外周关节炎的患者，SASP 的治疗并不能起到预期的效果，反而会带来药物不良反应的危险。SASP 推荐剂量为每天 2g，起效慢，通常为 4～6 周，常见的不良反应包括胃肠不适、皮疹、血液系统损害等，对磺胺过敏者禁用。

（2）甲氨蝶呤（MTX）：与 SASP 一样，MTX 也仅对外周关节炎、腰背痛、虹膜炎有效，而对中轴关节炎的疗效经对比研究发现并无改善作用。临床上对病情重，特别是有髋关节受累，用 SASP 效果不显著时采用。MTX 的治疗，目前国内外多采用小剂量，即每周 7.5～15.0mg。普遍认为，小剂量的 MTX 疗效肯定，长期使用耐受性好，不良反应小。主要的不良反应是胃肠道不适、肝功损害、肺间质纤维化、血细胞减少以及脱发等。

（3）沙利度胺（反应停）：该药最初应用于治疗妊娠呕吐，后来发现有抗血管生成的作用，因而又应用于多种肿瘤的治疗，如多发性骨髓瘤等。近来，通过对反应停的研究发现，除有上述作用外，反应停还具有免疫调节作用，尤其是抗肿瘤坏死因子－α（GNF－α）的作用。而 TNF－α 在 AS 的发病中起了重要的作用。AS 用反应停治疗 3～6 个月时某些炎性指标明显下降，但停药后易复发。该药主要的不良反应有嗜睡、肝肾功损害、血细胞的减少及外周神经炎。

（4）云克（$^{99}$Tc－亚甲基二磷酸盐）：可通过低价锝得失电子而不断清除人体内自由基，保护超氧化歧化酶的活力，并可抑制白细胞介素－1β 和 TNF－α 等致炎因子的活性及免疫复合物的形成，因而可控制 AS 的发展。其他药物如雷公藤多苷等亦可用于 AS 的治疗。

3. 糖皮质激素　少数对 NSAID 反应欠佳，而改善病情药又未完全起效时可使用小剂量的激素治疗，甚至可冲击治疗。但是目前在 AS 治疗方面，激素主要还是应用于局部，如在 CT 引导下行骶髂关节的注射，部分患者可改善症状，疗效可持续 3 个月左右。对本病并发的单关节炎及附着点炎症也可局部使用激素。但是激素并不能改善病程，相反，若长期使用会带来许多不良反应。

4. 生物制剂　研究发现，AS 患者血清 TNF－α 浓度明显升高，骶髂关节组织中亦存在 TNF－α，因而近来已开始用针对 TNF－α 的生物治疗，取得了较为肯定的疗效。目前已使用的两种生物制剂是英夫利昔和益赛普。

（1）英夫利昔（Inflixinad）：是一种 TNF－α 的单抗，5mg/kg，静脉滴注，间隔 4 周重复 1 次，通常使用 3～6 次。治疗后患者的外周关节炎、肌腱端炎、腰背痛及血沉、C－反应蛋白等均显著改善。最近脊柱核磁共振影像学随访结果显示 Inflixinad 对脊柱急慢性病变的进展也有明显作用。

（2）益赛普（Etanercept）：是一组人可溶性肿瘤坏死因子受体，能可逆性地与 TNF－α 结合，竞争性抑制 TNF－α 与其受体结合，迅速改善临床症状及实验室指标。用法为 25mg 皮下注射，每周 2 次，连续 4 个月。目前国内也开始使用上述生物制剂，并积累了一些临床经验。但远期疗效如何，对中轴关节的影像学是否有改变，这些均还需作长期的观察研究。此类药物的不良反应主要为感染及注射部位皮肤的过敏反应，是否会增加肿瘤的发生，目前的资料表明，5 年内肿瘤的发生并未增加，还有待于进行长期的观察。

5. 个体程序化治疗　针对强直性脊柱炎有停留在任何一个时期和病程可能数年到数十年的特点，诊断一经做出就应给予系统和全面的治疗，不正规和非系统的治疗均不利于患者的好转和恢复，在一定程度上还助长了其病情顽固和致残率高的结果。提出程序化的治疗方案，程序化治疗的实质是根据病情是否稳定和患者脊柱畸形程度，来决定所采取非手术治疗的具体内容和手术治疗的具体方式，因人而异。程序化治疗见图 5－8。

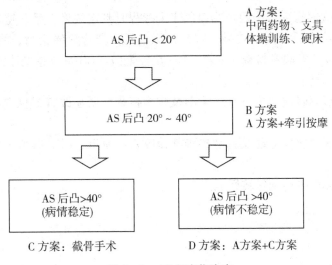

图 5－8　AS 程序化治疗

（1）早期患者脊柱后凸小于20°（Cobb法）时，多数为进展期，属活动性患者，治疗以非手术治疗为主，采用中西药物相结合口服为宜。药物治疗以蚂蚁制剂为主药口服，药丸用广西产似黑多刺蚁（Polyhachisvina）的干燥粉末加蜂蜜制成，每日3次，每次1丸，每丸含生药2克，4周为一个疗程，连续口服3个疗程。对于疼痛较重和血沉>60mm/h者加用戴芬（双氯芬酸钠双释放肠溶胶囊）75mg，每日1次；或芬必得0.6g，每日2次；或双氯芬酸25mg，每日3次，用2周即停，以免产生不良反应。蚂蚁为原料制成的中药丸剂，具有补肾壮骨、舒筋通络、祛风除痹的功效。蚂蚁制剂无毒或毒性极小，使用安全可靠，利于强直性脊柱炎患者长期服用，动物实验表明，蚂蚁制剂具有较明显的抗炎和镇痛作用。免疫指标对比观察表明，蚂蚁制剂能显著降低免疫球蛋白（IgA、IgG、IgM），并对淋巴细胞转化率（LTR）有显著提高作用，说明蚂蚁制剂能增强细胞免疫，降低体液免疫，有较显著的免疫调节作用。现代药理研究证实蚂蚁中含有大量的氨基酸和蛋白质，含有多种维生素、高能磷化物和矿物质，蚂蚁含有锌、锰、铜、硒等微量元素，尤以锌、锰、硒的含量最为丰富，且蚂蚁分布广泛，资源数量巨大，是目前较为理想治疗强直性脊柱炎等免疫性疾病的有效制剂。治疗强直性脊柱炎的口服西药较多，如保泰松、优布芬、吡罗昔康等，单纯用西药治疗，虽见效迅速，但疗效不巩固，停药后易复发，且西药不良反应较大，所以药物治疗应以中药治疗为主。而对于疼痛较明显者，则应加用不良反应相对较小的西药，如小剂量戴芬（或芬必得，或双氯芬酸），一般只用2周，起到迅速抗炎和止痛的效果，待蚂蚁制剂发挥作用时停用西药，达到了标本兼治和扬长避短的目的，较好地发挥了中西医结合的作用，收到了良好的临床效果。同时应用物理疗法，卧硬板床，取仰卧位睡眠。若上行性侵犯到胸椎和颈椎时，应停止用枕头。站立时佩戴支具（钢质背心或硬塑支具），主要目的是维持脊柱的最佳位置，增强椎旁肌肉力量和增加肺活量。进行长期不懈的体操训练，并定期测量身高，保持身高记录，也是防止脊椎后凸的较好措施。

（2）当脊柱后凸达20°~40°时，再增加脊柱后凸的牵引按摩治疗，采用JQ I 型脊柱牵引机行牵引治疗，牵引力从30kg开始，根据患者耐受情况逐渐增加至与患者体重相等的重量，并持续牵引3~6min，间隔2min后再次反复牵引，每日牵引30min，10d为一个疗程，可连续进行2~3个疗程。按摩原理是通过脊柱纵向延伸，使力线沿着椎体分别向上下端传递，从而达到松弛韧带肌肉、改变关节突关节细微结构、调整脊柱纵向轴线的目的，以期获得最大限度改善脊柱后凸畸形的结果。

（3）脊柱后凸超过40°时，非手术治疗很难奏效，需采用"一次性多平面全脊椎楔形截骨术"，达到矫正脊柱后凸畸形的目的。对于仍在疾病活动期者，但后凸显著，角度>40°，严重影响生活自理者，要先给予药物治疗，待血沉下降到40mm/h以下，病变静止或近于静止时进行截骨手术，术后继续药物治疗，直至病情完全稳定时停药，采用此法获满意疗效。

## （十一）临床疗效

1. 疗效评定时间及观察指标　中西药物口服3个疗程时判定效果。后凸超过20°者，需同时进行3个疗程以上的牵引按摩治疗后再判定效果。观察指标包括：腰背疼痛指数；脊柱运动（前屈、后伸、侧弯）范围；胸廓扩张度；实验室检查：血沉、C-反应蛋白（CRP）、免疫球蛋白（IgA、IgG、IgM）。

2. 疗效标准　如下所述：

（1）显效：症状明显减轻或消失，脊柱运动及胸廓扩张度明显改善或恢复正常，血沉、CRP明显下降或正常。

（2）好转：症状减轻，脊柱运动及胸廓扩张度稍改善，血沉、CRP有所下降。上述两项在停药后可保持3个月以上。

（3）无效：症状及体征未达到好转标准。

（杜顺雷）

# 第四节 血友病性关节炎

血友病性关节炎（hemophilic arthritis）是由于遗传性血浆凝血因子Ⅷ或Ⅸ缺陷致关节出血，引起滑膜炎、骨质破坏、关节运动障碍的出血性关节病。

血友病是一种 X 连锁的遗传性疾病，以凝血障碍及出血为主要临床表现。根据血浆凝血因子缺乏的不同，血友病分为甲、乙及丙型三型。甲型为第Ⅷ因子缺乏，乙型为第Ⅸ因子缺乏，丙型则为第Ⅺ因子缺乏。血友病的发病率为（5～10）/10 万，其中以血友病甲最多见，约占85%。血友病丙型多为轻度出血，且关节及肌肉出血甚少。血友病性关节炎主要见于血友病甲和乙，尤其多见于血友病甲，血友病丙少见。本病主要是男性发病，有阳性家族史者占50%左右。临床主要表现为关节和肌肉出血，反复的关节和肌肉出血可导致骨质破坏和关节功能丧失，形成慢性关节炎，甚至关节畸形。关节内出血越早，症状越重，则预后越差。

## （一）病因与发病机制

血友病甲和乙型由于缺乏Ⅷ因子和Ⅸ因子，可影响内源性凝血系统中的凝血酶原转变为凝血酶，使纤维蛋白原也无法形成纤维蛋白而致出血。而且由于正常关节的滑膜组织中缺乏组织因子，不能通过外源性凝血系统的代偿功能止血。因此血友病患者的突出临床特征是关节滑膜出血。

反复的关节腔出血，红细胞破坏释放出的铁沉积在滑膜组织并被滑膜下巨噬细胞吞噬，同时也沉积于软骨。通过铁对滑膜和软骨的直接和间接作用，促使滑膜增殖和纤维化。也使软骨受侵蚀，并最后导致骨质破坏和关节功能丧失。

## （二）临床表现

血友病甲和乙型的临床表现相同，主要表现为关节和肌肉部位的出血，二者之比约为5∶1。患者一般在学会行走时开始发生关节内出血，4 或 5 岁时关节出血呈反复发作。体内各个关节均可发生出血，其中发病率最高的关节依次是膝关节、肘关节和踝关节，可能是这些铰链关节比髋关节和肩关节抗旋转应力的能力差。出血前往往有创伤或较多活动，关节出血早期表现为局部疼痛性肿胀，根据关节血肿的临床进程，可分为三期：

1. 急性关节炎期 关节出血早期，因新鲜出血，使局部发红、肿胀、热感，伴活动受限。检查关节局部出现波动感或浮髌征阳性。出血如停止，则积血在数日内逐渐吸收，关节症状消失，可不留痕迹，关节功能恢复。

2. 慢性关节炎期 由于关节腔内反复出血，新旧血液交杂，造成关节持续性肿胀，临床表现时轻时重，迁延不断，多则数月或数年。也可因关节血肿压迫或失用型肌萎缩，致使关节邻近骨质缺血、退变和疏松。

3. 关节畸形期 由于出血时间长，陈旧性关节积血、血块机化、滑膜逐渐增厚并使关节软骨破坏、骨质受损，以至关节僵硬、强直及畸形。最后也可能成为骨性愈合，造成永久性残疾。

血友病除关节血肿外，还可在此基础上或单独发生血友病假肿瘤，其特点表现为骨质囊性破坏性缺损，这是本病在骨骼上一种继发性改变。

少数患者在关节穿刺或手术后，关节出血继发细菌感染，好发于单侧膝关节，常伴局部疼痛，肿胀明显及发热。大约3%的血友病患者在病程中出现感染性关节炎。故对高热持续不退、外周血白细胞明显增高及经治疗后出血症状改善，而关节症状加重者要考虑感染性关节炎的可能。致病菌多为金黄色葡萄球菌、肺炎链球菌及噬血流感菌。

## （三）辅助检查

1. 实验室检查 如下所述：

（1）粗筛试验：本病患者激活的部分凝血酶时间延长、白陶土凝血活酶时间延长及凝血时间（CT）延长。

（2）鉴别因子Ⅷ和Ⅸ缺乏：需做部分凝血活酶时间纠正试验。

（3）因子Ⅷ和Ⅸ的定量活性测定：正常混合的新鲜冷冻血浆，其Ⅷ：C定量为1000IU/L，即100%，严重血友病甲型的混合血浆其Ⅷ：C定量为10IU/L，即1%，正常范围为50%～200%，Ⅷ：C＜1%者为重型，常有反复的关节和肌肉出血；Ⅷ：C≥5%为轻型，仅在外伤或手术时才有出血现象，Ⅷ：C＞1%且＜5%者为中型，出血程度介于轻型和重型之间。

2. X线检查　放射学分期见表5-5。

**表5-5　血友病性关节炎放射学分期**

| 分期 | X线特征 |
| --- | --- |
| Ⅰ期 | 软组织肿胀，无骨性改变 |
| Ⅱ期 | 骨骺过度生长并骨质疏松；软骨间隙无病变，未见软骨下囊肿，对应临床亚急性期 |
| Ⅲ期 | 关节结构破坏，骺板不规则并见软骨下囊肿；软骨间隙保留；侧位髌骨成正方形；膝关节髁间切迹和尺骨滑车切迹增宽，为可逆转的最后阶段 |
| Ⅳ期 | 软骨破坏，关节间隙狭窄；关节进一步破坏 |
| Ⅴ期 | 关节病变最终期；关节软骨不存在；关节纤维性僵直和运动受限 |

患肢与正常侧比较，关节周围软组织肿胀，股四头肌萎缩。关节内有渗出或积血，骨质脱矿，长度增加，关节间隙变窄，髁间切迹加深。

滑膜增殖和色素沉积在 MRI 上显示得更清楚。含铁血黄素在不规则的滑膜内表现为$T_2$加权低信号空白。关节软骨和半月板均受侵蚀。与退行性变一样，也可见关节下囊肿。

### （四）诊断

血友病关节炎的诊断要点如下：

（1）男性患者，关节出血为主要临床表现，或持续性关节肿胀。

（2）具有阳性家族史。

（3）实验室检查：激活的部分凝血酶时间或白陶土凝血活酶时间延长，纠正试验显示Ⅷ因子或Ⅸ因子缺乏，Ⅷ：C或Ⅸ：C明显降低。

### （五）鉴别诊断

1. 急性风湿性关节炎　血友病关节炎急性期的红、肿、热、痛及伴功能障碍应与风湿性关节炎鉴别。后者常继发于咽峡炎症，以急性发热和游走性大关节炎为特点，血沉、C-反应蛋白和抗"O"增高，以往无出血倾向及激活的部分凝血酶时间或白陶土凝血活酶时间正常，可与前者鉴别。

2. 类风湿关节炎　类风湿关节炎以其慢性进行型对称性和破坏性炎性关节炎，并以四肢大小关节受累、血清类风湿因子阳性及无出血倾向等主要特点，可与血友病关节炎相鉴别。

3. 关节型过敏性紫癜　过敏性紫癜频发的关节炎以其突出的下肢泛发性紫癜，血小板及激活的部分凝血酶时间和白陶土凝血活酶时间正常等特点可与血友病关节炎区别。

4. 感染性关节炎　本病多为单关节发病伴全身中毒症状，白细胞增高，血培养和关节滑膜细菌培养阳性及抗感染治疗有效等而不同于血友病关节炎。

### （六）治疗

1. 一般治疗　让患者了解血友病知识，避免外伤和过度活动，预防出血。在急性期关节出血几周至几个月内，仍应定期预防性输入凝血因子，防止反复关节出血。

2. 急性关节积血的处理　如下所述：

（1）急性关节出血的治疗应立即给予凝血因子替代治疗；严重的出血可能需要连续数天进行替代治疗。

（2）受累关节制动，出血早期应采取绷带压迫止血，将出血关节的肢体抬高和固定在功能位，但通常不要超过2d。在制动期间可能需重新给予凝血因子。

（3）关节穿刺：关节穿刺的适应证为关节的肿胀疼痛对凝血因子替代疗法和镇痛药无反应，或累及皮肤或神经血管束。如果存在凝血因子Ⅷ抑制药，或邻近皮肤有感染则为关节穿刺的绝对禁忌证。在积极补充凝血因子的前提下，于症状开始24h内进行关节腔穿刺，尽量抽出积血，可使关节腔内减压，减轻疼痛及控制症状。但必须严格无菌操作，防止继发感染。如怀疑并发感染，则应及时穿刺引流，将引流液做细菌培养，以明确诊断，同时可缓解症状。

3. 药物治疗　如下所述：

（1）非甾体抗炎药：双氯芬酸、芬必得及舒林酸等非甾体类抗炎药一般不影响血小板功能，使用安全，对关节疼痛或肿胀者可选用。

（2）青霉胺：青霉胺具有一定的免疫抑制及抗炎作用，还可以减少单核细胞的滑膜浸润，使滑膜增厚减轻，关节再次出血的机会减少。尽管本药对血友病本身不起治疗作用，但对其发病的血友病关节炎的治疗有一定疗效。本品起效慢，每日剂量不宜 >0.375g/d，安全性大及疗效好。

（3）补充疗法：补充相应的凝血因子，严重出血者宜用抗血友病球蛋白浓缩制剂（如冷沉淀物）及高浓度的浓缩物，控制关节腔出血。

（4）DDAVP（1 - deamlno - d - d - arginine - vasopressin）：DDAVP是人工合成的抗利尿激素类似物，可动员体内储存的因子Ⅷ的作用。主要用于血友病甲型患者。

（5）抗纤溶制剂：可以6 - 氨基己酸、对氨基苯甲酸等与补充疗法共用，阻止已形成的血凝块溶解。

4. 手术治疗　如下所述：

（1）关节镜：以滑膜增厚的关节肿胀者可行滑膜切除术。切除滑膜后可控制症状并减少出血次数。近年已有成功的报道。

（2）人工关节置换：关节强直、畸形及功能丧失者可考虑人工关节置换，但必须在积极补充凝血因子的前提下，以确保手术安全。

5. 放射性核素治疗　近期有用$^{165}$Dy的氢氧化铁大聚合物关节内注射的报道，该聚合物的半衰期短，仅2~3h，最大组织穿透仅5~7mm。从关节腔渗漏量少。$^{90}$Y已成功用于滑膜切除，但其从关节腔渗漏，引起正常组织损伤的问题尚有待解决。

（杜顺雷）

# 第五节　银屑病性关节炎

银屑病性关节炎（psoriasis arthritis，PA）是一种与银屑病相关的炎性关节病。本病病程长，易复发，疾病晚期造成关节强直及病残。

银屑病关节炎是发生在银屑病患者的一种血清阴性关节炎，有些患者可有骶髂关节炎和（或）脊柱炎，且与HLA - B27有关，故该病被列入血清阴性脊柱关节病。

## （一）流行病学

5%~7%的银屑病患者并发关节炎。该病中关节损害的分布见图5-9。银屑病在白人中的患病率为1%~2%，在非洲人、美国黑人及日本人则罕见。据较早的估计，5%~7%的银屑病患者可患某种类型的炎性关节炎。而在近年的资料显示在专科临床及住院的银屑病患者中并发关节炎者可达6%~49%。最近的研究提出，银屑病患者发生关节炎的频率为20%~34%；反之，血清阳性关节炎患者中只有1.2%有银屑病。因此，对血清阴性关节炎而言，患银屑病的可能性增加了10倍。在我国至今尚缺乏本病的流行病学调查资料。

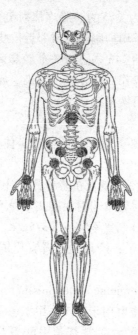

**图5-9　银屑病关节损害分布（阴影部分）**

### （二）病因与发病机制

银屑病关节炎发病机制尚未明确，遗传、免疫和环境因子被认为是参与发病的重要因素。

1. 遗传因素　支持遗传因子参与发病的证据来自单卵双胞胎同患银屑病的频率增高，及银屑病或银屑病关节炎患者有家族聚集的现象。40%以上的银屑病或银屑病关节炎患者的一级亲属中有皮肤或关节病家族史。一份调查发现，35对单卵双胞胎中22对同患银屑病；而在33对双卵双胞胎中仅7对患有银屑病。银屑病关节炎患者的一级亲属发生银屑病关节炎的机遇比一般人群约高40倍。

2. 免疫异常　对银屑病患者的调查显示，HLA-B13、HLA-B17、HLA-B37、HLA-CW6和HLA-DR7频率增加。对银屑病关节炎患者的调查发现，HLA-B13、HLA-B17、HLA-B27、HLA-B38、HLA-B39、HLA-DR4和HLA-DR7频率增加。上述资料说明HLA-B13、HLA-B17、HLA-B38或HLA-B37频率在银屑病关节炎和无并发症的银屑病均增加。另有证据提示携带HLA-B7或HLA-B27的银屑病患者注定会发生关节炎及HLA-B27相关的血清阴性脊柱关节病一类。最近，用分子DNA技术测定发现，HLA-CW0602在银屑病关节炎患者的频率明显高于对照组，而且和银屑并发病年龄较早有关。近年观察到，有人类免疫缺陷病毒（HIV）感染的患者，其并存的银屑病关节炎表现呈侵袭性，说明其发病机制与类风湿关节炎不同（类风湿关节炎在HIV感染后病情减轻），提示CD8$^+$细胞对银屑病关节炎更具致病意义。HIV-Ⅱ类分子可能参与银屑病关节炎的启动，因观察到肌内注射γ-干扰素的患者可诱发产生银屑病关节炎（γ-干扰素是一强诱导HIV-Ⅱ类抗原表达剂）。

3. 感染　在易感的银屑病个体，抗原性细菌细胞壁产物可激发关节炎。有人认为滴状银屑病是由感染因子激发的。有报道链球菌咽峡炎后发生银屑病的患者，在皮疹和指甲培养出链球菌和葡萄球菌，并对链球菌介导的体液和细胞免疫反应性增强。但是，银屑病斑块常伴发继发感染。因此，感染和银屑病的因果关系未定。

4. 环境因素　寒冷、潮湿、季节变换、精神紧张、忧郁、内分泌紊乱、创伤等，已被认为是在具有遗传倾向的个体中诱发银屑病性关节炎的重要环境因素。

### （三）病理

银屑病关节炎的基本病变为滑膜炎，通常和类风湿关节炎不易区别。从受累的大的膝关节滑膜可见绒毛增长及淋巴细胞浸润。血管损伤为突出特点，包括内皮细胞肿胀、血管壁增厚及炎性细胞浸润。受累的指间关节早期病变为滑膜增厚及肿胀，稍后为纤维性反应、绒毛形成及炎性细胞浸润。过度的纤维组织反应引起关节融合，尤其在近节指间关节及腕关节。远端指关节的晚期病变为关节破坏，骨吸收及在肌腱附着处的骨质增生。增宽的关节间隙由细胞纤维组织替代，不残留滑膜痕迹。用免疫学方法检查病变滑膜可发现 IgG 和 IgA 沉积。

### （四）临床表现

本病通常起病隐袭，疼痛常比类风湿关节炎轻，偶尔呈急性痛风样起病。

本病患者男女之比为 1：1.04。发病年龄通常在 30～35 岁，也有报道平均年龄在男性为 44 岁，及在女性为 46 岁。儿童发病在 9～12 岁。大约 1/3 的患者呈急性发作。提示为银屑病关节炎的特征有：远端指间关节受累而无原发性骨关节炎；非对称性关节受累；无皮下结节及类风湿因子阴性；腊肠指（趾）；银屑病关节炎的家族史；明显的指甲顶针样凹陷（＞20 个）；中轴关节 X 线片显示 1 个或几个如下异常，如：骶髂关节炎，韧带骨赘（常不典型）及脊柱旁骨化；以及外周关节 X 线片可见关节糜烂，尤其是伴有末节指（趾）骨基底增宽和骨溶解的远端指间关节破坏。临床上已经明确的有五种关节炎类型。在临床上，一种类型可以演变为另一种类型，可出现几种类型的关节病变并存。受累关节表现为疼痛、发僵、肿胀、触痛和活动障碍。

1. 关节病变类型　如下所述：

（1）少关节或单关节炎型：此型最为常见，约占 70%。通常只累及单个或二、三个关节，以手和足的远端或近端指（趾）间关节及跖趾关节多见。膝、髋、踝和腕关节亦可受累。由于伴发腱鞘炎症，受累的指或趾可呈典型的腊肠指（趾）。本型患者中 1/3～1/2 的患者可演变为比较对称的多关节型，和类风湿关节炎难以区别。

（2）远端指间关节炎型：此类型仅占 5%～16.6%，为典型的银屑病关节炎，它几乎总是伴发邻近的银屑病指甲病变。

（3）残毁性关节炎型：此型是银屑病关节炎的最严重型，占 5%。受侵犯的跖骨、掌骨或指骨可发展到严重的骨溶解。指节常有"套叠"现象及短缩的畸形。病变关节可发生强直。患者发病年龄多在 20～30 岁，常伴有发热、体重下降及严重而广泛的皮肤病变，以及经常伴发骶髂关节炎。

（4）多关节炎型：此型占 15%，主要累及手和足的小关节，腕、踝、膝和肘关节，有的患者呈对称性分布。此型受侵犯的关节数目不及类风湿关节炎多，畸形程度亦比类风湿关节炎轻。有些患者血清类风湿因子阳性，提示或与类风湿关节炎巧合。

（5）脊柱病型：骶髂关节受累见于 20%～40% 的银屑病关节炎患者。以韧带骨赘为表现的脊柱炎见于高达 40% 的银屑病关节炎。韧带骨赘可发生在无骶髂关节炎者，并可累及脊柱的任何部分，可引起脊柱融合。个别病例，颈椎受累可引起寰枢椎半脱位。

2. 皮肤病变　银屑病关节炎主要依靠存在的银屑病而与其他炎性关节炎相区别。在大多数病例，银屑病发生在关节炎出现前数年。15%～20% 的病例银屑病发生在关节炎之后。关节炎与银屑病破损的类型无关。银屑病可从轻度银屑型到广泛的剥脱型。然而，关节炎的严重程度与皮肤病可平行，严重的关节炎通常有比较广泛的皮疹。值得注意的是银屑疹可以是不明显的一小片，或在不易觉察的部位，如在头皮、会阴、臀及脐。

3. 指甲病变　指甲异常是银屑病关节炎的特征，见于 80% 的患者，而在无关节炎的银屑病患者只占 15%。最常见的指甲病变是顶针样凹陷，甲脱离，甲下角化过度、增厚、横嵴及变色。远端关节和邻近的指甲多同时受累。

4. 关节外表现　结膜炎见于 20% 的患者，虹膜炎占 7%。其他少见的表现包括主动脉瓣关闭不全、上肺纤维化、淀粉样变性和发热。

### （五）辅助检查

本病缺乏特异性试验。类风湿因子的阳性率不超过正常人群。比较有意义的检查是 X 线片，其变化包括：

（1）手和足的小关节的骨性强直，指间关节破坏伴关节间隙增宽，末节指骨基底的骨性增生及末节指骨吸收。

（2）近端指骨变尖和远端指骨骨性增生两者兼有的变化，造成"带帽铅笔"样畸形。

（3）长骨骨干"绒毛状"骨膜炎。

（4）骶髂关节炎多为单侧。

（5）伴有骨桥的不典型脊柱炎。

## （六）诊断和鉴别诊断

有银屑病或银屑病指甲病变于血清阴性外周关节炎，伴有或不伴有脊柱受累可确立银屑病关节炎诊断。对那些有关节炎而缺乏皮疹者诊断比较困难，需要仔细排除其他疾病病并定期随访。

对于仅有远端指间关节受累的银屑病关节炎需要和骨性关节炎鉴别。指甲病变有助于两者的区别。本病的多关节炎型需与类风湿关节炎区别。但前者关节分布的对称性不如后者强，且大约一半的病例呈非对称性分布；前者的关节触痛程度及关节腔积液量均不及类风湿关节炎明显；另外，远端指间关节炎、腊肠指（趾）和肌腱末端炎都是前者不同于后者的特征；而血清类风湿因子阳性则有助于支持类风湿关节炎的诊断。

## （七）治疗

以往的研究认为大多数银屑病关节炎患者的预后良好，仅5%发生残毁型关节炎，并认为该病的远期预后比类风湿关节炎好。但近期的观察对此观点提出异议。通过大系列病例研究发现，40%～57%的本病患者有畸形性破坏性关节炎，17%的患者有5个或更多的关节畸形，11%～19%的患者有明显残疾。因此，和以往无需积极治疗银屑关节炎的观点相反，现倾向于应积极治疗早期疾病，尤其对于存在不良预后因素者。

对本病的治疗应兼顾皮肤和关节两方面。基本治疗包括休息、锻炼、理疗和对患者进行教育，以及对轻度和中度活动型关节炎采用非甾体类抗炎药物治疗。只具有止痛、抗炎、消肿作用，但对皮肤损伤、关节破坏无效。事实上，多达85%的患者使用非甾体类抗炎药物，而且2/3以上的患者有效而无皮疹加重，故治疗剂量应根据患者情况个体化。目前，国内抗炎药物的种类和剂型均较多，其中如双氯芬酸、布洛芬、舒林酸、阿西美辛、萘丁美酮和美洛昔康等，都有疗效较好和不良反应较少的特点，可按患者个体情况选用一种。对有溃疡病史的患者，宜服用COX－2抑制药以减少胃肠道不良反应。但关节炎或腱鞘炎可行局部肾上腺皮质激素注射，所用药物有利美达松、曲安西龙（去炎松）和得宝松等。治疗皮肤病变有助于控制关节炎，应和皮肤病医师合作处理。不饱和乙基酯类及1，25－二羟维生素 $D_3$ 对银屑病关节炎的皮肤和关节病变均有帮助。

对于多关节进行性加重的银屑病关节炎患者，应及早应用慢作用药物治疗，如抗疟药、金制剂、青霉胺、柳氮磺吡啶、甲氨蝶呤和环孢霉素A。口服金制剂和抗炎药物并用有中度疗效。临床观察提示金制剂治疗并不增加皮肤病变加重的危险性。甲氨蝶呤被确定为银屑病关节炎的一种有效治疗将近40年，它可使皮肤和关节病变均得到改善，在治疗2～8周的患者疗效可达42%～95%。目前多采用每周1次给药方法，初次剂量5mg，每周以2.5mg递增，直至15～25mg/周。待病情好转后将甲氨蝶呤逐渐递减至最小有效量维持。疗程一般3～6个月或更长，口服和静脉途径疗效相当。治疗期间要观察药物对骨髓、肝和肺的影响，定期做有关检查，并戒烟和戒酒。依曲替酯（Etretinate）作为维生素A的衍生物，因其有调节表皮细胞增生和分化及抗炎活性，曾用于治疗银屑病关节炎0.40～1.25mg/（kg·d），口服，改善率达55%～100%。可是，停药后3～5个月全部患者复发。银屑病关节炎的关节成形术和关节固定术的适应证同类风湿关节炎。

本病不主张使用肾上腺皮质激素的全身治疗，因为一方面对关节炎无效，另一方面有可能加重皮损病变。

## （八）预后

一般认为，银屑病关节炎患者的疼痛症状比类风湿关节炎患者少，病程经过也比类风湿关节炎良性。但近几年认识到，以往的研究可能低估了银屑病关节炎的危害性，它可能和类风湿关节炎一样严重，而且关节破坏性病变发生较早。经观察发现，提示本病不良预后的有关因素有：银屑病关节炎家族史，发病年龄 <20 岁，HLA - B27 及 HLA - DR7 均阳性，HLA - DR7 阴性而 HLA - B39 阳性，破坏性多关节炎及广泛性皮肤病变等。对这些患者可能需要更积极的治疗。

（杜顺雷）

## 第六节　Reiter 综合征

Reiter 综合征以无菌性尿道炎、眼结膜炎和多发性关节炎为基本特征，可伴有皮肤黏膜及其他器官病变，发病前多有发热，多见于成年男性。

德国医生 Hans Reiter 首次报道 1 例急性痢疾患者在发病后 8d 出现结膜炎、尿道炎和关节炎三联征，命名为 Reiter 综合征。随后，更多的病例见于志贺菌、沙门菌和弯曲菌引起的流行性或散发的腹泻，或获得性泌尿生殖系感染之后。现在，风湿病学家将有上述三联征的患者称为完全型 Reiter 综合征；只具备二联征，甚至在初始感染（如尿道炎宫颈炎或痢疾）后仅有关节炎的病例称为不完全型 Reiter 综合征。事实上，不完全型病例比完全型更为常见。

### （一）流行病学

本病在世界各地均有报道，但确切的患病率难以估计。分析其原因主要系本病没有特异的诊断性试验，患者多为年轻男性，且其流动性大，加之眼炎和尿道炎症状比较轻微，易被忽略，以及常被误诊为其他疾病。然而，许多研究证实，Reiter 综合征是一种比较常见的风湿性疾病，是青年男性炎性关节炎最常见的原因之一。估计 1% ~3% 的非淋菌性尿道炎患者可患本病。

### （二）病因与发病机制

Reiter 综合征的确切病因和发病机制目前尚不清楚，但大致可归纳为以下几种假说：

1. 感染学说　在英国和北美，大多数 Reiter 综合征发生在泌尿系感染后。在欧洲、非洲、中东、远东和我国，本病多发生于肠道细菌感染后。引起泌尿系感染的微生物曾涉及沙眼衣原体或支原体。在本病患者的尿道、结膜、滑液和滑膜曾经分离出沙眼衣原体，检测出特异性抗沙眼衣原体抗体。在本病患者的淋巴细胞受衣原体抗原刺激后转化率增加。但是，不是所有 Reiter 综合征患者都能分离出沙眼衣原体。肠道感染多为革兰阴性杆菌，包括福氏志贺菌、沙门菌、幽门螺杆菌及耶尔森菌。国内报道的病例中，90% 以上的患者发病前有痢疾或腹泻史，大便培养获阳性结果者均为福氏痢疾杆菌。目前已知除性病外，痢疾杆菌、肺炎支原体、衣原体、贝宗体属病原菌，甚至病毒等均与本征有关。

2. 遗传与免疫学说　Reiter 综合征患者的家族发病趋向，及患者亲属中骶髂关节炎、强直性脊柱炎和银屑病发病数的增加，提示本病有遗传影响。75% 以上的 Reiter 综合征患者为 HLA - B27 阳性，更支持遗传因子参与发病。本症患者血沉增快，C - 反应蛋白阳性，IgG、IgA 及 $\alpha_2$ 球蛋白增高，而且非细菌性尿道炎或肠炎后可发生无菌性滑膜炎，提示免疫因素在发病机制中具有一定作用。

### （三）病理

关节滑膜组织呈急性、亚急性或慢性非特异性炎性改变。急性期有滑膜血管充血，纤维素性渗出，中性多形核白细胞、淋巴细胞及浆细胞浸润，滑膜细胞和成纤维细胞增生。慢性期有血管翳形成及软骨侵蚀，有时伴骨溶解及新骨形成。韧带及关节囊附着点的炎症性病变是 Reiter 综合征病变活动的常见部位。肌腱末端病的典型表现有跟腱附着点腱炎，伴有关节周围炎症的腊肠样指（趾），X 线片显示的骨膜炎，以及肌腱附着点周围的骨质疏松、糜烂和骨刺形成。

### （四）临床表现

Reiter 综合征的主要表现是尿道炎、关节炎、结膜炎、环状龟头炎、溢脓性皮肤角化病、黏膜溃疡及全身性不适。90% 的患者在前驱感染后 3 ~30d（多数在 2 周内）发病。首发症状以尿道炎居多，其次为结膜炎和关节炎。全身性不适主要为发热、体重骤降、衰弱和大汗。80% 以上的患者呈中度至高度热，每日 1 ~2 个高峰，多不受退热药物影响，通常持续 10 ~14d 自发缓解。体温降至正常时关节炎表现也趋于消退。

1. 关节 关节病变通常是本征的第2征或第3征，常在尿道炎、腹泻或结膜炎后2～4周出现。呈急性发病。86%的患者表现为非对称性多关节或少关节炎。主要累及膝、踝、肩、腕、肘及髋关节，手和足的小关节亦可受累。病变关节呈肿胀、发热、剧烈疼痛和触痛，以及功能受限。膝关节炎常有明显肿胀及大量积液，通常一次穿刺可抽出液体50～100ml。关节炎一般持续1～3个月痊愈，个别病例可长达半年以上。初次发病可完全恢复正常，不遗留后遗症。除关节外，Reiter综合征还表现有三种典型的肌肉骨骼病变：

（1）整个手指或足趾的弥漫性肿胀，称腊肠指（趾），发生率较低，但有很高的特异性。

（2）骨膜炎，尤其在跟腱或髌腱附着点的肿胀或触痛，肌腱附着点的炎症称肌腱端病（enthe - sopathy），这可能是Reiter综合征的突出表现。跟骨底面和跖底筋膜炎，常引起"痛性足跟综合征"；X线检查见足底筋膜附着的跟骨部呈绒毛状钙化。

（3）下背痛，多系骶髂关节炎所致，常为非对称性，及经常伴发韧带骨赘。

2. 泌尿生殖系 尿道炎表现为尿频和尿痛，可以出现明显的脓性分泌物或稀薄水样渗出物，偶尔呈血性，一般为小量，也可为大量，通常持续1～3d。尿道口可见红斑、水肿或浅表溃疡。前列腺炎、出血性膀胱炎、附睾炎及睾丸炎见于不足20%的患者。环状龟头炎为无痛性浅表潮湿的溃疡，开始为小的水疱，常在尿道口周围，也可累及全龟头、包头的内板，以及阴茎和阴囊。这些浅表的病变可融合成大的匐行性斑状，覆盖全部龟头，明显发红而无触痛。环状龟头炎的发生与尿道炎的有无或轻重无关。龟头炎一般在几天或最多几周痊愈，极少数可持续几个月。其他少见的泌尿系病变还有前列腺脓肿、输精管精囊炎，以及由尿路狭窄并发的肾盂积水和肾小球肾炎。

3. 眼部表现 57%的患者出现眼征，表现为结膜炎、虹膜炎和角膜溃疡。结膜炎多为轻度的无痛性发红，分泌增加，单侧或双侧受累，2～7d消退，少数炎症较重者可持续几周。5%的患者出现虹膜炎，单侧多见，也可双侧交替发作，持续1～2个月。其他眼征有浅层点状角膜炎、角膜溃疡、表面巩膜炎、视神经和球后神经炎，以及因全眼炎所致的眼球完全破坏。

4. 皮肤及黏膜 溢脓性皮肤角化病是一种过度角化的皮损，为本病的特征性皮肤表现，见于10%～30%的患者。病变开始为在红斑基础上的水疱，发展为斑疹、丘疹及结节，无痛性，可以融合，主要分布于足底，也可以发生在手掌、阴囊或其他部位。病变外观与银屑病难以区别。指甲营养不良、角化过度及甲下角化物质聚集可引起指甲脱落。

5. 其他 其他病变包括浅表性口腔溃疡（9%～40%），分布在硬或软腭、牙龈、舌和颊部，是本病的一种早期和一过性表现，呈无痛性，常被忽略。心脏受累见于约10%的患者，表现为心包摩擦音、传导障碍，及与心包炎和心肌炎有关的其他心脏异常。少数患者由于主动脉中层病变和主动脉根部扩张，最终发生主动脉瓣闭锁不全。神经系统受累者不足15%，包括外周神经病变、一过性偏瘫、脑膜炎、颅神经损伤，及其他非特异性神经异常。胸膜炎和肺浸润偶见于急性期。继发性淀粉样变性、紫癜、血栓性静脉炎和严重胃肠道出血亦有报道，但均罕见。

## （五）辅助检查

1. 实验室检查 急性期病例几乎全部可见血沉增快（86%的患者可达50～114mm/h），血清C - 反应蛋白增高，及末梢血白细胞高达（15～30）×10$^9$/L。轻度贫血占59%，血清丙种球蛋白升高占44%。一旦病情控制，上述指标可迅速恢复正常。75%～95%的患者为HLA - B27阳性。血清类风湿因子阴性。滑液白细胞计数均高于正常值，以中性粒细胞居多。滑液补体水平正常，细菌培养阴性。腹泻时大便培养可获阳性结果，但当关节症状出现时常为阴性。以免疫荧光法用特异抗血清可检测尿道或宫颈涂片的沙眼衣原体。

2. X线检查 Reiter综合征的X线表现常与类风湿关节炎及强直性脊柱炎相似。

（1）肌腱末端病变，多见于坐骨结节、大转子、跟腱及跖底筋膜附着部位，表现为糜烂或骨膜变化。

（2）骶髂关节炎，多呈非对称性（强直性脊柱炎为典型的对称性），见于4%～25%的患者，在疾病早期及晚期均可发生。

`(3) 在脊柱形成韧带骨赘，多呈非对称性，并可跨过椎间盘间隙。

（4）受累关节在初次发作无变化，慢性关节炎可见关节破坏。

## （六）诊断

典型病例诊断一般无困难，但非典型病例的诊断则存在一定困难。Reiter 综合征的诊断要点包括：

（1）尿道炎、关节炎、结膜炎三联征同时出现或在短期内先后出现。

（2）皮肤及黏膜的特征性损害。

（3）发热、白细胞增多、血沉增快、血清免疫球蛋白增高、C - 反应蛋白阳性、HLA - B27 阳性。

（4）尿道分泌物、结膜分泌物、滑膜液及大便病原菌检查。

（5）特征性 X 线表现。

（6）除外血清阳性或其他血清阴性关节炎。

典型的 Reiter 综合征诊断没有困难。如果仅出现一二个临床特征就需要和青年男性常见的淋球菌性关节炎相鉴别。后者见于有不洁性行为者，上肢关节受累多见，缺乏肌腱末端病，HLA - B27 多为阴性，关节液培养可获阳性结果，及对青霉素治疗有效。这些特点均不同于 Reiter 综合征。

## （七）治疗

1. 支持治疗　急性期注意卧床休息，限制负重，注意清洁卫生。

2. 对症治疗　结膜炎往往自行消退。急性虹膜睫状体炎宜用皮质激素作全身和局部治疗，并用 1% 阿托品点眼，以及应在眼科医师指导下随访观察。非甾体类抗炎药物对缓解关节炎症，控制发热均有效。目前可供选择药物很多，应根据每例患者的不同情况选用一种，以达到收效好和不良反应小的目的。常用的药物包括：扶他林（双氯芬酸）25～50mg，每日 3 次；芬必得（布洛芬缓剂）0.6～0.8g，每日 2 次；奇诺力 0.2g，每日 2 次；阿西美辛 30～60mg，每日 3 次；吲哚美辛 25mg，每日 3 次，或其他非甾体类抗炎药物。每种抗炎药物的疗程依靠患者的治疗反应和耐受性而定，应强调个体化，一般需要 1～3 个月。近年国内已上市的扶他林乳胶剂、优迈霜（含依托芬那酯）、普菲尼德和法斯通凝胶（均含酮基布洛芬）等，均可作为关节和软组织炎症的局部外用药物。

3. 抗生素　近年来国外主张对本病的急性期给予抗生素治疗，比较常用的药物为四环素类，如四环素、多西环素（强力霉素）或米诺环素（二甲胺四环素）等。疗程在 1 个月左右。

4. 肾上腺皮质激素局部治疗　对单关节炎或肌腱末端炎可用皮质类固醇制剂行关节腔内或痛点注射。利美达松系地塞米松棕榈酸脂质体缓释剂，该新剂型既有长效作用，又无致晶体性关节炎的不良反应。经临床大系列病例行关节腔或痛点注射，每次 4～8mg，对控制关节和软组织炎症疗效显著，且不良反应极少。其他同类制品还有得宝松，是倍他米松磷酸酯钠，有缓释和长效特点。

5. 免疫抑制药　严重的病例在应用非甾体类抗炎药物治疗的同时，可并用甲氨蝶呤或柳氮磺吡啶。甲氨蝶呤首次剂量为 5mg，口服或加入灭菌生理盐水 20ml 静注。以后，每周 1 次，每次递增 2.5mg，直至每周 15～20mg 维持。待病情控制后每周递减 2.5mg，以小量维持或停用。疗程一般 3 个月左右，或按病情酌定。

对接受上述任何药物治疗的患者均应严密观察药物的不良反应，并应在治疗前后定期检查血和尿常规，肝和肾功能，以及其他有关检查。

## （八）预后

本病多呈自限性经过，大多数病例通常在 2～6 个月症状消退。外周关节炎完全恢复，皮肤和黏膜病变消失后不遗留痕迹，以及实验室出现的血沉增快、白细胞和 C - 反应蛋白增高均可恢复至正常。但是，有些病例跖趾关节和足跟疼痛可持续 1～4 年，个别严重的溢脓性皮肤角化病患者可引起致命性危险。

（刘　丹）

# 第七节　痛风性关节炎

痛风（gout）是嘌呤代谢紊乱和（或）血尿酸升高引起的一组综合征，临床表现为关节的急慢性炎症、痛风石（tophi）、泌尿系结石及痛风性肾病。

反复发作的急性痛风性关节炎（acute gouty arthritis）为大多数痛风患者的最初临床表现。在发病患者中，95%为中老年男性患者。初次发作的平均年龄为40岁，本病是40岁以上男性中最常见的关节炎。急性期具有骤然发作和剧烈疼痛的特征，多数患者的关节炎表现为发作与缓解交替，病程长者发作期长而缓解期短，甚至有的患者迁延不愈，表现慢性痛风石性痛风。女性患者占5%，多数出现在绝经之后，且多为多关节炎。先天性HGPRT缺乏或PRPP合成酶活性增加所致的原发性痛风性关节炎，发病年龄往往在30岁以下。

## （一）发病机制

尿酸钠在关节腔内形成微晶体沉淀，引起的非特异性关节炎症是个复杂过程，可能是多种因素综合作用的结果。

1. 尿酸钠微晶体的形成　血液或滑囊液中，尿酸钠浓度达到饱和状态，即出现结晶沉淀。故急性痛风性关节炎发作，与高尿酸血症程度呈正相关。然而，许多高尿酸血症患者，终身无急性关节炎发作。有些患者是在高尿酸血症持续多年后，才有痛风发生。相反，少数急性痛风患者，血尿酸浓度却显著低于饱和状态，还有一部分患者，在降尿酸治疗后，诱发急性痛风，即所谓尿酸盐游走性发作。其机制可能与下述因素相关。

（1）蛋白多糖学说：Roberts认为软骨和滑囊液中含有多种蛋白多糖。每个蛋白多糖分子，不但占有较大空间，而且带有大量负电荷。蛋白多糖的阴离子间隙可以明显增加尿酸钠的可溶性，从而抑制其结晶的形成。若蛋白多糖分子结构不完整，或经胰蛋白酶消化，则使尿酸盐溶解度降低，即抑制微结晶形成的功能下降，则可能导致急性痛风发作。

（2）温度相关学说：人体内中心体温与肢体远端及外周关节腔温度之间，有一定梯度。如足趾、耳缘等温度明显低于中心体温。有人测得膝关节腔内温度约为32℃，较中心体温低5℃。Loeb报道，尿酸盐在体温37℃、pH7.4时，溶解度为404$\mu$mol/L（6.8mg/dl），而在30℃时为268$\mu$mol/L（4.5mg/dl）。这意味着跖趾关节腔内尿酸钠浓度>268$\mu$mol/L（4.5mg/dl），即可能形成结晶沉淀。痛风患者典型的足部关节炎常在夜间发作，即可能与温度降低有关。

痛风性关节炎发作的自行终止，亦可以温度解释。因为急性发作时局部温度升高，使尿酸钠溶解度明显升高，微晶体逐渐溶解吸收，故炎症逐渐消退。此外，机体处于应激状态，肾上腺皮质激素分泌增多，尿酸钠排泄增加也可能是患者急性发作自行终止的另一原因。

（3）创伤及其他影响因素：Hatz认为结缔组织的机械性损伤是引起发作的促发因素。损伤促使关节腔滑囊表面尿酸盐结晶脱落，引致痛风发作。急性痛风常在露宿野外发作，并且累及第1拇趾跖趾关节，与患者行走时，此关节承受体重的应力最大有关。

此外，关节腔及其周围组织血液供应相对较少，运动时，组织耗氧量增加，无氧酵解乳酸产生增多以致pH下降等，均可诱使急性痛风发作。

2. 白细胞在发作过程中的作用　在尿酸钠微晶体导致急性关节炎发作中，多形核白细胞起重要作用。实验表明，以抗白细胞血清或万古霉素造成动物白细胞减少后，则尿酸钠微晶体不能引起急性关节炎发作。当白细胞恢复正常后，多可导致炎症发作。现已了解痛风急性炎症过程的生化反应主要有以下几点：

（1）多形核白细胞的吞噬作用：关节腔滑膜表面的尿酸钠晶体脱落至关节腔时，滑囊液中多形核白细胞及滑膜细胞，主要是IgG免疫球蛋白和其他物质，与微晶体吸附包围，其中IgG-Fc段可与中性粒细胞的Fc受体反应，促进中性粒细胞对结晶的吞噬作用，被吞噬的尿酸钠结晶能迅速使中性粒细胞溶解，释出溶酶体酶，并增强白细胞中超氧化物生成。

（2）趋化因子的释放：多形核白细胞吞噬微晶体后，微晶体被一层薄膜包绕形成吞噬体，吞噬体与一级溶酶体融合，形成二级溶酶体，二级溶酶体释放出白细胞趋化因子 C3a、C5a、C567。这些趋化因子吸引中性粒细胞游向关节腔。

（3）酶解及氢键作用：多形核白细胞吞噬尿酸钠晶体后，形成吞噬体。吞噬体与溶酶体相互作用或将氢离子结合到富含胆固醇与睾酮的细胞器膜上，致使细胞器穿孔，溶酶体膜破裂，释放酸性水解酶、溶酶体酶等，但并不能消化和酶解尿酸钠晶体，却使白细胞溶解、崩溃。微晶体，连同水解酶和白细胞破坏释出的胞浆酶等，均进入周围组织，引起炎症。此后，微晶体继续为其他多形核白细胞所吞噬，以致炎症进一步加剧。

## （二）诱发因素

痛风的发作除与机体嘌呤代谢异常及高尿酸血症有关外，另外一些因素可诱发痛风性关节炎发作。传统上认为高嘌呤类膳食与痛风性关节炎有关，但近代研究表明素食民族患者痛风发病率高，因此膳食因素并非痛风的主要原因。目前认为痛风关节炎的发作与下列因素有关：

1. 乙醇　研究表明，乙醇代谢能使血乳酸浓度增高，像其他有机酸一样，乳酸可抑制肾小管分泌尿酸，并降低尿酸的排泄。乙醇还能促进腺嘌呤核苷转化，使尿酸合成增加，常引起痛风性关节炎的急性发作。

2. 药物　某些药物可导致急性痛风性关节炎发作。如维生素 $B_1$、维生素 $B_{12}$、胰岛素及青霉素等。临床上使用的促尿酸排泄和抑制尿酸生成的药物，在某些易感个体，由于血中尿酸水平的突然降低，促使原有尿酸盐结晶脱落，可导致关节炎加重或转移性痛风的发作。由于心肺疾病而长期使用利尿药，也可导致痛风的发作。

3. 创伤　临床上常可见到痛风性关节炎的发作往往与患者长途步行、关节扭伤、穿鞋不适及过度活动等因素有关，这可能与局部组织损伤后，尿酸盐的脱落所致。第 1 跖趾关节在步行中单位面积受力最大，因而是本病发病及病程中受累频率最高的关节，常有慢性损害的倾向，需要指出的是，痛风性关节炎急性发作的诱因不包括严重的外伤，这是与外伤性关节炎及骨折的重要区别之处。

## （三）临床表现

1. 急性痛风性关节炎　典型的急性痛风性关节炎的特点是起病急骤，有时甚至呈暴发性，多在夜间发作，第 1 次发作通常在健康状况良好的情况下突然出现关节肿胀和剧痛，在 24～48h 达到高峰，受累关节及其周围软组织明显发红、发热和肿胀，剧痛难忍，局部甚至不敢接触被单，否则疼痛加重，以及关节活动受限。这一些特点可区别于其他种类的关节炎，具有很强的特征性。70% 的患者首发于拇趾第 1 跖趾关节，病程中该部位受累者达 90%，其次为足背、踝、膝、指、腕等关节，肩、髋和脊柱关节受累少见，病程初期 85%～95% 的患者仅累及单关节，这是典型的急性痛风性关节炎又一特点。部分患者发病前可有疲乏、周身不适及关节局部刺痛先兆。未经治疗的急性痛风性关节炎，病程通常持续 1 周左右而自行缓解。缓解期关节局部不遗留任何不适，这也是本病的另一特征。

2. 慢性痛风性关节炎　随着急性发作次数的增多和病程的演进，尿酸盐在关节内外和其他组织中的沉积逐步加重，受累关节逐渐增多，关节炎症也逐渐演变为慢性，以致形成关节畸形。从最初发病至慢性关节炎形成平均为十年左右。也有少数病例，没有急性发作，呈潜行慢性病变。由于尿酸盐在关节及其周围组织中沉积引起慢性炎症反应，受累关节呈非对称性不规则肿胀和进行性强直、僵硬，以致受累关节持续性疼痛，广泛破坏并有较大皮下结节形成，终致病变关节畸形而丧失功能。

3. 痛风结节　痛风结节又称痛风石，是尿酸盐沉积于组织所致。由于尿酸盐不易透过血脑屏障，故除中枢神经系统外，几乎在所有组织中均可形成痛风结节，但以关节软骨及关节周围组织多见。

体表痛风结节的好发部位是外耳，尤其以耳轮和对耳轮多见；其次为尺骨鹰嘴、膝关节囊和肌腱；少数见于指、掌、脚、眼睑、鼻软骨、角膜或巩膜。

痛风结节的特征：①突出皮表呈淡黄色或白色圆形或椭圆形结节。②数目 1～10 余个不等。③大者如鸡蛋，小者只有米粒大小。④质地坚韧或较柔软。⑤随体积增大，表皮变薄或损伤而破溃，可流出白色尿酸盐结晶。

### （四）辅助检查

1. 血、尿常规和血沉　如下所述：

（1）血常规和血沉检查：急性发作期，外周血白细胞计数升高，通常为（10～20）×10⁹/L，很少超过 20×10⁹/L。中性白细胞相应升高。肾功能下降者，可有轻、中度贫血。血沉增快，通常<60mm/h。

（2）尿常规检查：病程早期一般无改变，累及肾脏者，可有蛋白尿、血尿、脓尿，偶见管型尿；并发肾结石者，可见明显血尿，亦可见酸性尿石排出。

2. 血尿酸测定　急性发作期绝大多数患者血清尿酸含量升高。一般认为采用尿酸酶法测定，男性 >416μmol/L（7mg/dl），女性 >357μmol/L（6mg/dl），具有诊断价值。若已用排尿酸药或肾上腺皮质激素，则血清尿酸含量可以不高。缓解期间可以正常。有 2%～3%患者呈典型痛风发作而血清尿酸含量小于上述水平。有三种解释：①中心体温和外周关节温度梯度差较大。②机体处于应激状态，分泌较多肾上腺皮质激素，促进血清尿酸排泄，而远端关节内尿酸钠含量仍相对较高。③已用排尿酸药或皮质激素治疗。

3. 尿尿酸测定　在无嘌呤饮食及未服影响尿酸排泄药物的情况下，正常男性成人 24h 尿尿酸总量不超过 3.54mmol/L（600mg/24h）。原发性痛风患者 90% 尿尿酸排出低于 3.54mmol/24h。故尿尿酸排泄正常，不能排除痛风，而尿尿酸 >750mg/24h，提示尿酸产生过多，尤其是非肾源性继发性痛风，血尿酸升高，尿尿酸亦同时明显升高。

4. 关节腔穿刺检查　急性痛风性关节炎发作时，肿胀关节腔内可有积液，以注射针抽取滑液检查，具有极其重要诊断意义。即使在无症状期，亦可在许多关节找到尿酸钠结晶。约 95% 以上急性痛风性关节炎滑液中可发现尿酸盐结晶。

（1）偏振光显微镜检查：将滑液置于玻片上，在细胞内或细胞外可见双折光细针状尿酸钠结晶的缓慢振动图像。用第一级红色补偿棱镜，尿酸盐结晶方向与镜轴平行时呈黄色，垂直时呈蓝色。

（2）显微镜检查：尿酸钠结晶呈杆状针状，检出率仅为偏振光显微镜的一半。若在滑液中加肝素后，离心沉淀，取沉淀物镜检，可以提高其检出率。

（3）紫外线分光光度法测定：采用紫外分光光度计，对滑囊液或疑为痛风结节的内容物进行定性分析来判定尿酸钠，是痛风最有价值的方法。首先测定待测标本的吸收光谱，然后与已知尿酸钠的吸收光谱比较。若两者相同，则测定物质即为已知化合物。

（4）紫尿酸铵（murexide）试验：对经过普通光学显微镜或偏振光显微镜检查发现有尿酸钠存在的标本，可行本试验以便进一步予以确认，此法简便易行。其原理是尿酸钠加硝酸后加热产生双阿脲，再加入氨溶液即生成呈紫红色的紫尿酸铵。

（5）尿酸盐溶解试验：在有尿酸盐结晶的滑液中，加入尿酸酶保温后，尿酸盐结晶被降解为尿囊素可见结晶消失。

5. 痛风结节内容物检查　对于痛风结节进行活检或穿刺吸取其内容物，或从皮肤溃疡处采取白垩状黏稠物质涂片，按上述方法检查，查到特异性尿酸盐的阳性率极高。

6. X 线检查　痛风性关节炎患者多在发病数年或数次发作后才出现骨关节病变，故在早期常无明显的 X 线片改变。早期急性关节炎时仅表现为受累关节周围软组织肿胀。反复发作时可在软组织内出现不规则团块状致密影，称为痛风结节。在痛风结节内可有钙化影，称为痛风石。由于痛风石在软骨的沉积，可造成软骨破坏和关节间隙狭窄，关节面不规则。病程较长的患者，在关节边缘可见偏心性半圆形骨质破坏，较小者似虫蚀状，随着病情进展逐渐向中心扩展，形成穿凿样缺损，这也是慢性痛风性关节炎较为特征性的改变之一。

第 1 跖趾关节是最具有特征性的好发部位。骨质缺损常见于第 1 跖骨头的远端内侧或背侧，其次是第 1 趾骨的近侧，常并发邻近软组织的肿胀、拇指外翻畸形、第 1 趾骨头增大。手和腕关节平片显示近端和远端指间关节病变，其次是掌指关节、腕骨间关节及腕掌关节破坏。肘关节通常表现为滑囊炎及肘关节两侧肿胀，尺骨鹰嘴骨质破坏。痛风一般很少累及肩关节、髋关节、骶髂关节和脊柱关节。

痛风在累及肾脏时，引起肾结石和肾间质病变。由于尿酸盐结石为阴性结石，腹部平片一般不能发现结石，须借助 B 超检查或静脉肾盂造影才能确定。

### （五）诊断

目前诊断急性痛风性关节炎多采用美国风湿病协会制定的标准：

1. 尿酸盐结晶　滑囊液中查见特异性尿酸盐结晶。

2. 痛风石经化学方法或偏振光显微镜检查　证实含有尿酸钠结晶。

3. 具备下列临床、实验室和 X 线征象　12 项中的 6 项相符者。

（1）1 次以上的急性关节炎发作。

（2）炎症表现在 1d 内达到高峰。

（3）单关节炎发作。

（4）患病关节皮肤呈暗红色。

（5）第 1 跖趾关节疼痛或肿胀。

（6）单侧发作累及第 1 跖趾关节。

（7）单侧发作累及跗骨关节。

（8）有可疑的痛风石。

（9）高尿酸血症。

（10）X 线显示关节非对称性肿胀。

（11）X 线摄片示骨皮质下囊肿不伴骨质侵蚀。

（12）关节炎症发作期间关节液微生物培养阴性。

此外，在某些急性痛风关节炎患者可能存在发热、寒战等表现。Wallance 及同事复习了 178 例原发痛风患者的统计结果，有助于作为诊断要考虑的要点：①患者平均年龄 56 岁，痛风平均患病时间 11 年。②152 例（85.4%）患者多发性病损。③85% 的患者中关节液中检出尿酸盐结晶。④30% 的痛风患者有痛风石。⑤只有 16% 的患者一级亲属患痛风，8% 有肾结石。⑥肩关节为首次发作最少见部位，第 1 跖趾关节为最常见部位，其次为踝关节。⑦17.5% 患者为假性痛风。

总之，急性痛风根据典型临床表现，实验室检查和治疗反应不难诊断。慢性痛风性关节炎的诊断，需要认真进行鉴别，并应尽可能取得尿酸盐结晶作为依据。

### （六）鉴别诊断

1. 急性期　如下所述。

（1）急性风湿性关节炎：病前有 A 族溶血性链状菌感染史，病变主要侵犯心脏和关节，下述特点可资鉴别：①青少年多见。②起病前 1～4 周常有溶血性链球菌感染如咽炎、扁桃体炎病史。③常侵犯膝、肩、肘、踝等关节，并且具有游走性对称性。④常伴有心肌炎、环形红斑和皮下结节等表现。⑤抗溶血性链球菌抗体升高如 ASO > 500IU、抗链球菌激酶 > 80IU、抗透明质酸酶 > 128IU。⑥水杨酸制剂治疗有效。⑦血尿酸含量正常。

（2）假性痛风：由胶磷酸钙沉积于关节软骨引起，尤以 A 型急性发作时，表现与痛风酷似。但有下述特点：①老年人多见。②病变主要侵犯膝、肩、髋等大关节。③X 线摄片见关节间隙变窄和软骨钙化灶呈密点状或线状，无骨质破坏改变。④血清尿酸含量往往正常。⑤滑液中可查见胶磷酸钙单斜或三斜晶体。⑥秋水仙碱治疗效果较差。

（3）化脓性关节炎：主要为金黄色葡萄球菌所致。鉴别要点为：①可发现原发感染或化脓病灶。②多发生于负重大关节如髋、膝关节，并伴有高热、寒战等症状。③关节腔穿刺液为脓性渗出液，涂片镜检可见革兰阳性葡萄球菌和培养出金黄色葡萄球菌。④滑液中无尿酸盐结晶。⑤抗痛风药物治疗无效。

（4）外伤性关节炎：①有关节外伤史。②受累关节固定，无游走性。③滑液中无尿酸盐结晶。

④血清尿酸不高。

（5）淋病性关节炎：急性发作侵犯拇趾关节与痛风相似，但有下述特点：①有治游史或淋病表现。②滑液中可查见淋病双球菌或细菌培养阳性，无尿酸盐结晶。③青霉素 G 和环丙氟哌酸治疗有效，可资鉴别。

2. 慢性期　如下所述：

（1）慢性类风湿关节炎：本病常呈慢性经过，约 10% 病例在关节附近有皮下结节，易与不典型痛风混淆。但本病：①指趾小关节常呈对称性棱形肿胀，与单侧不对称的痛风关节炎截然不同。②X 线摄片显示关节面粗糙、关节间隙变窄，有时部分关节面融合，骨质普遍疏松，但无骨皮质缺损性改变。③活动期类风湿因子阳性，关节液无尿酸盐结晶。

（2）银屑病性关节炎：本病亦以男性多见，常非对称性地侵犯远端指趾关节，且有 1/5 患者血清尿酸含量升高，故需与痛风相鉴别。其要点为：①多数患者关节病变发生于银屑病之后。②病变多侵犯指趾关节远端，半数以上患者伴有指甲增厚凹陷成脊形隆起。③X 线影像可见严重的关节破坏、关节间隙增宽、指趾末节骨端骨质吸收缩短如刀削状。④关节症状随皮损好转而减轻或随皮损恶化而加重。

（3）结核变态反应性关节炎：由结核杆菌感染引起变态反应所致。①常见累及小关节，逐渐波及大关节，且有多发性、游走性特征。②患者体内有活动性结核病灶。③可有急性关节炎病史；也可仅表现为慢性关节痛，但从无关节强直畸形。④关节周围皮肤常有结节红斑。⑤X 线摄片显示骨质疏松，无骨皮质缺损性改变。⑥滑液可见较多单核细胞，但无尿酸盐结晶。⑦结核菌素试验强阳性，抗结核治疗有效。

## （七）治疗

痛风的治疗方法是综合性的，主要包括一般治疗、急性痛风性关节炎发作期的治疗、间歇期的治疗、慢性关节炎期和痛风结节的治疗以及痛风并发症的治疗等方面。

1. 一般治疗　如下所述：

（1）低嘌呤饮食：虽然外源性嘌呤不是痛风发病的主要原因，用低嘌呤饮食 7d 后也仅能使血尿酸值降低 59.5~119.0μmol/L，但高嘌呤饮食常可使血尿酸暂时增加，可诱发关节炎急性发作。因此，控制含嘌呤高的食物，减少关节炎的急性发作次数仍然是必需的。

（2）严格忌酒：乙醇在体内产生乳酸，可降低尿酸的排出。啤酒也含有大量的嘌呤，有人统计在啤酒厂工作的人员，可能因啤酒饮用量较大而痛风的发病率也明显上升。多饮水可增加尿量，促使尿酸排出。

（3）多食碱性食物：如油菜、白菜、胡萝卜与瓜类等，此类黄绿色蔬菜呈碱性，可使尿 pH 升高，促进尿液中尿酸溶解，增加尿酸排出量，防止形成尿酸性结石。

（4）休息：在痛风性关节炎急性期应注意休息，直至症状明显缓解。一般来说，在间歇期应多活动及锻炼，以便有利于减轻体重。

（5）避免使用抑尿酸排泄的药物如呋塞米、阿司匹林、维生素 $B_1$ 及维生素 $B_{12}$ 等。

（6）避免急性痛风性关节炎发作的因素，如过度劳累、紧张、寒冷、穿鞋过紧、走路过多及关节损伤等。

（7）积极治疗与痛风相关疾病如高血脂、高血压、冠心病及糖尿病，防止体重超重。

2. 急性期的治疗　关节炎的急性发作期应尽早使用抗炎止痛药，禁用降尿酸药物及影响尿酸排泄的药物，注意休息，多饮水，维持饮食治疗。

（1）卧床休息、抬高患肢，疼痛缓解后方可活动。

（2）抗炎止痛：由于秋水仙碱的毒性较大，而且非甾体类抗炎药具有与其相同的疗效，因而目前通常尽早给予非甾体类抗炎药物，常用的药物有舒林酸（如奇诺力）、萘丁美酮（如瑞力芬）、阿西美辛（如优妥）及双氯芬酸（如扶他林、戴芬或迪克乐克）等都有较迅速的抗炎止痛作用而且不良反应较少。具体用法：舒林酸 0.2g，口服，每日 2 次；萘丁美酮 1.0g，每日 1 次，晚饭后服；双氯芬酸 25~50mg，每日 3 次，饭前服；阿西美辛 90mg，每日 1 次。以上药物只需选用一种，不应同时服用二种或多种，否则疗效不增加而增加不良反应。通常抗炎止痛药 1~2d 可收效，症状消失停用，多数患者的疗程不超过 2 周。

当关节炎反复发作，症状较重，及对上述药物无效或产生不良反应时可考虑使用肾上腺皮质激素，如泼尼松，10~20mg/d，分 2 次服，症状改善后及时减量或停用。一般认为短期应用皮质激素是安全的。

（3）秋水仙碱：对于症状较重或难治性病例，秋水仙碱具有快速控制疼痛和消炎的作用。其作用机制可能为：①抑制多核白细胞的趋化、增殖和吞噬尿酸盐晶体。②抑制溶酶体和乳酸的释放。③提高关节腔内 pH，减少尿酸盐结晶析出。但它不能降低血尿酸，亦不增加尿酸排泄。

用法：口服，首剂 0.5~1.0mg，其后每小时 0.5mg，直至疼痛缓解或出现严重胃肠反应不能耐受时，改为维持量 0.5mg，每日 1~3 次。一般在 10~12h 内服用 5mg，胃肠反应不大，效果甚佳。最大耐受量不宜超过 6~8mg。静脉给药具有效果快和胃肠反应少的优点，特别适用于溃疡病或手术恢复期的急性发作者。用法为 2mg 溶于 20ml 生理盐水内缓慢静注，视病情 4~6h 后可再给药 1mg，但于 1 次发作中，总量不应超过 4~5mg。已接受预防性用药者，总量的不得超过 2mg。值得注意的是静脉给药时胃肠反应少，中毒不易发现，需在给药前后检查血白细胞。本药局部刺激作用较强，故不得漏出血管外。

不良反应及其处理：胃肠反应如腹痛、恶心、呕吐、腹泻常于症状缓解时出现。严重者可发生出血性胃肠炎。少数病例用药后可引起白细胞减少、再生障碍性贫血、脱发和肌病。出现腹泻尚需继续用药时，可服易蒙停或在每次便后服用复方樟脑酊 1~4ml，直至腹泻停止。长期服药必须观察血常规，骨髓功能低下者忌用。伴有肝肾疾病者用量需要适当减少。本药可引起生育缺损，妊娠 3 个月前需完全避用。另外它可增强镇静、安眠、止痛和麻醉药的作用；亦可增强安非他明、肾上腺素和麻黄碱的作用；降低抗凝药及抗高血压药的作用，故伍用时需应注意药物相关作用，酌情调节其用量。

（4）降尿酸药物不仅没有抗炎、止痛、治疗急性关节炎的药理作用，而且还会由于不正确的使用后使血尿酸下降，促使关节内痛风石表面溶解，形成不溶性结晶而加重炎症反应，因此在关节炎的急性期也禁用抑制尿酸排出的药物。

3. 间歇期及慢性期治疗 关节炎发作期过后，对于无痛风石、无泌尿系结石和痛风性肾病患者，不必做特别的药物治疗。但如有其中任何一种表现或有频繁发作的关节炎则需要采用降尿酸治疗。降低血尿酸水平的药物有两类：一类是促进尿酸排泄的药物，另一类是抑制尿酸生成的药物。

（1）促尿酸排泄药：此类药物的共同作用机制是阻滞肾小管对尿酸的重吸收，增加尿酸的排泄，从而降低血尿酸水平。一般认为，经饮食控制血尿酸仍高于 9mg/dl，每年关节炎发作在 2 次以上，有痛风石及肾功能正常或仅有轻度损害者可选用此类药物。当血尿酸水平下降至 297μmol/L（5.0mg/dl）或 327μmol/L（5.5mg/dl）以下时，可有效地起到预防急性发作及尿酸盐结晶的形成。该类药物主要有丙磺舒（probenecid，又称羟苯磺胺 benemid）、苯溴马隆（benezbromarone）和苯磺唑酮（sulfinpgrazone）。代表药物为丙磺舒。丙磺舒具有促进尿酸排泄及降低血尿酸的作用。

丙磺舒进入胃肠道可被迅速而完全地吸收，服药 1h 后即可在血浆内出现，约 24h 后有 70% 的药物从循环中消失。其生物半衰期为 6~12h。开始治疗时以丙磺舒 0.25~0.50g，每日 1~2 次，然后每隔 1 周将日量增加 0.25~0.50g，直至维持 1.0~2.0g/d 维持治疗，最大剂量不超过 3.0g/d。由于多数患者为尿酸排泄不良型，故在肾功能正常或大致正常时，可常规使用，也可根据 24h 尿尿酸值来确定为排泄不良型。此外，由于本品的作用部位在肾脏，要求患者的肾功能尚属良好，本品的不良反应较少，一般可长期使用。治疗初期由于尿酸盐从沉积部位转移至血中，一些尿酸盐结晶有可能脱落进入滑膜液，可引起转移性急性痛风性关节炎发作。因此，应用丙磺舒时须注意以下几点：①同时大量饮水。②加用碳酸氢钠或碱性药物，一般维持尿 pH 在 6.5 左右，不可超过 7.0，否则容易引起草酸钙或其他结石形成。服药期间禁用抑制尿酸排泄的药物如利尿药等。③伴有活动性溃疡、磺胺药物过敏或肾功能低下及痛风性关节炎急性发作期的患者不宜使用。本品饭后服用，可避免胃肠道反应。④对于非痛风患者，尽管持续给药，几天后本品的促尿酸排泄作用即消失；而对痛风，则表现为持续的促尿酸排泄作用。这种差异主要与尿酸池容量大小有关，即痛风患者特别是伴有痛风石的患者，其尿酸池明显扩大，只要池中有可溶性尿酸盐，则不断溶解进入血液循环。⑤鉴于本品可竞争性抑制有机弱酸（如青霉素等）的分泌，两者合用时应减少抗生素的使用剂量。

（2）抑制尿酸生成药：此类药物目前仅有别嘌醇（allopurinol，zyloprin），本品由 Hitchings 和 Elion 发现，是一种强力的嘌呤氧化酶抑制药，由于本品是次黄嘌呤的同分异构体，它与黄嘌呤氧化酶的亲和力比次黄嘌呤与黄嘌呤氧化酶的亲和力大，因此可与黄嘌呤竞争结合黄嘌呤氧化酶，生成氧嘌呤（oxipurinol），从而减少黄嘌呤、次黄嘌呤向尿酸的转化。

用法：别嘌醇 0.1g/d，分 2 次服，以后每 2 周递增 0.1g，直至 0.3g/d，分 3 次服用。调整药物期间检查血尿酸水平如降至正常可以此有效量维持；如尿酸水平仍高，还可递增，但一般剂量不超过 0.6g/d，分 3 次服。一般服药后 1~2d 血清尿酸开始下降，7~10d 明显下降，3~6 个月血清尿酸可达正常。本品有一定的不良反应，以皮疹及药物热等较多见，通常在用药后数周发生，发生率可达 10%~15%，其中以毒性上皮溶解坏死和剥脱性皮炎最严重，病死率高；其次是肝肾功能损害，严重者可发生急性肝细胞坏死。对骨髓也有一定的抑制作用。另外，国外已有多例在服别嘌醇期间发生突然死亡而死因尚未确定的病例。因此，应用本品应从小剂量开始，逐渐递增，其好处之一是每例患者的最小有效量不同；好处之二是便于观察药物的不良反应。另外，应定期复查肝肾功能、血常规和血及 24h 尿尿酸。此外，本品还可增加某些药物如巯嘌呤和硫唑嘌呤等的作用和毒性，在合用时应加以注意。由于痛风患者的尿酸升高多为排泄不良型，别嘌醇不作为常规使用，仅用在 24h 尿尿酸明显升高的尿酸产生过多型，或肾功能有中度以上（肌酐清除率 <35ml/min）损害，或血中尿酸升高特别明显或有痛风石及对大剂量的促尿酸排泄药物反应不佳的患者才使用。

4. 外科手术　对于痛风石巨大，如有穿破危险或压迫邻近组织（血管、神经、肌腱），妨碍关节功能应考虑手术摘除。对已穿破皮肤并已形成窦道的痛风石可行刮除术。对于关节面严重破坏的关节，可行关节融合术或人工关节置换术。

痛风患者的手术一般在区域或全身麻醉下进行。术前 3d 及术后一周内每日口服秋水仙碱，以防术后急性发作，同时应长时期应用丙磺舒降低血尿酸。

（刘　丹）

# 第六章

# 良性骨肿瘤

## 第一节　骨瘤

### 一、概述

骨瘤（osteoma）是一种良性病损，多见于颅、面各骨，由生骨性纤维组织、成骨细胞及其所产生的新生骨所构成，含有分化良好的成熟骨组织，并有明显的板层结构。骨瘤伴随人体的发育而逐渐生长，当人体发育成熟以后，大部分肿瘤亦停止生长。多发性骨瘤称 Gardner 综合征，同时有肠息肉和软组织病损。

### 二、临床表现

发病者多为青少年，男性较多。好发于颅骨，颅骨中以额骨为最多，其次是顶骨、颞骨及枕骨，在面骨中多位于上颌骨、下颌骨、颧骨、鼻骨，其次是额窦、眼眶等处，胫骨的前侧中 1/3 处。肿瘤生长缓慢，症状轻，多在儿童时期出现，随身体发育逐渐生长，到 10～20 岁前后，经数年或数十年病程，多数因出现肿块时才引起注意。但有时因肿瘤产生压迫而出现相应的症状，如生于鼻骨者堵塞鼻腔，生于眶内者使眼球突出，位于下颌骨肿瘤可使牙齿松动，颅腔内肿瘤因向颅内生长，可出现头晕、头痛、癫痫发作等症状。肿块坚硬如骨，无活动度，无明显疼痛和压痛。生长有自限，一般直径小于 10cm。

### 三、X 线表现

位于颅面骨的骨瘤可见原有骨质破坏而同时出现不同程度骨化，边界清楚，肿块突出于骨外或腔内。位于胫骨者可见肿瘤为一致密骨样团块，位于一侧骨皮质，表现为平滑、边缘清晰的赘生物，好似骨的向外延伸，且有围绕骨干生长倾向。肿瘤骨化程度不同，如肿瘤高度骨化而看不出细致纹理结构者称象牙骨瘤。骨瘤多为单发，偶有多发，如图 6-1 所示。

### 四、病理特点

肿瘤骨呈黄白色，骨样硬度，表面凹凸不平，覆以假包膜。显微镜下由纤维组织与新生骨构成，骨细胞肥大，基质染色不匀。成纤维细胞与成骨细胞均无恶性变现象。

### 五、诊断与鉴别诊断

患者多为青少年，于颅面及胫前发现膨胀畸形或肿块，症状轻，生长慢。X 线显示局限性骨质破坏，其中有不同程度骨化，应考虑为骨瘤。应与骨疣作鉴别，骨疣往往呈不规则状，多发生于长骨的干骺端并波及其下的骨组织，有时在 X 线上难与骨瘤区别。

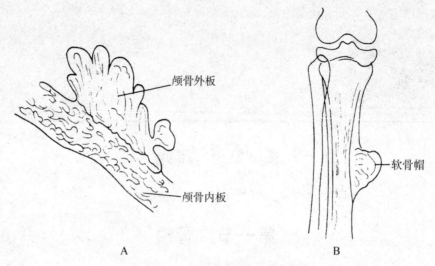

**图 6-1 骨瘤及软骨帽形态示意图**
A. 颅骨外板骨瘤；B. 胫骨干内侧骨瘤及软骨帽

## 六、治疗

骨瘤的生长伴随人体的发育而逐渐增大，至发育停止后肿瘤亦多停止生长。无症状的肿瘤可以一生中未被发现。症状轻者可采取对症治疗，不需手术切除，若肿瘤生长很快，或成年后仍继续生长者需手术切除。突出于骨外的骨瘤可自根部切除，在手术困难区的病损，不必做整块包囊外的界限切除，否则反而引起明显病变。

## 七、预后

切除不彻底时易复发。

（刘　丹）

## 第二节　骨样骨瘤

### 一、概述

骨样骨瘤（osteoid osteoma）和成骨细胞瘤（osteoblastoma）在组织形态学上极为相似，有人通过电镜观察，认为两者是同一类肿瘤的不同分化阶段。但由于两者在影像、发病部位、肿瘤大小等临床特征各异，故仍未合并。

### 二、临床表现

本病多见于男性，发病年龄为 20～40 岁。在长骨中以胫骨、股骨为好发部位，其次是肱骨、手、足各骨，脊椎也可发生。主要症状为逐渐增剧的局部疼痛与压痛，疼痛比一般良性肿瘤明显。若在四肢，有明确的定向性，有刺痛，多发生于夜间。使用轻度止痛药物如水杨酸盐，多数可有良好的止痛反应，但其他止痛药物则没有水杨酸盐那么敏感。这是骨样骨瘤的一个诊断特点。位于脊椎者，除产生局部疼痛压痛外，可并发肢体不同程度的知觉及运动功能障碍，或产生神经根痛，并发脊柱侧弯。位于四肢者，由于不随意的肌肉痉挛，可产生继发畸形。

### 三、X 线表现

骨皮质内瘤体多为 1～2cm 直径的圆形或卵圆形透明灶，以硬化骨围绕，称为"瘤巢"。中央透明区为肿瘤所在部位。有时产生骨质缺损。骨松质内表现与骨皮质相类似，当直径大于 2cm 时，其邻近骨皮质变薄膨胀。X 线特征性的表现是小的瘤巢有广泛而不成比例的较大反应区（图 6 - 2）。

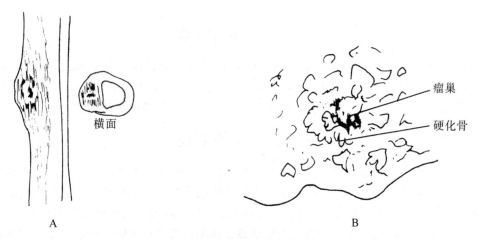

横面

瘤巢

硬化骨

A　　　　　　　　　　　　　　　　B

**图 6 - 2　骨样骨瘤和瘤巢示意图**
A. 胫骨骨皮质上的骨样骨瘤及横切面；B. 骨样骨瘤的瘤巢

## 四、病理特点

骨样组织的小梁呈放射状或索条状排列。显微镜下见大量骨样组织，基质钙化不匀，成骨细胞较少，覆于骨样组织表面。肿瘤组织中富于血管，常见有多核巨细胞。

## 五、诊断

病程长，局部持续性疼痛及压痛；X 线片见增厚的骨皮质内有"瘤巢"，或在骨松质内有硬化骨围绕的局限性骨质透明区，或产生局限性骨破坏，均应考虑骨样骨瘤。CT 扫描及血管造影有助于瘤巢的定位。

## 六、鉴别诊断

应与下列疾病作鉴别：

1. 骨皮质脓肿　因毒力较弱的化脓菌感染所致。胫骨为其好发部位，局部有红、肿、热、痛炎症过程。X 线片表现为骨皮质局限性缺损，周围骨质致密，可有小的死骨形成。手术见骨腔内含有脓液、肉芽组织。镜下见大量多核白细胞及淋巴细胞浸润。

2. 骨斑病　X 线片见骨内有局限性网形和卵圆形骨质密度增加阴影，无硬化阴影围绕，临床上无任何症状。

## 七、治疗

刮除或同时加植骨，以清除"瘤巢"为主。若病灶是在手术困难部位，可单用止痛药物，先予观察，瘤巢的自发愈合需 3 ~ 7 年，而疼痛可持续 1 ~ 3 年。若症状和病变加重，可考虑做包囊内刮除或整块界限切除。过多切除可造成即时病废，如股骨颈部可造成股骨颈骨折。瘤巢周围的反应骨不一定需要全部切除，只需将接近瘤巢部分的反应骨切除即可。有学者利用射频消融治疗骨样骨病 30 余例，效果很好，有效控制 90% 以上病例。

## 八、预后

术后很少复发。

（刘安民）

# 第三节　骨母细胞瘤

## 一、临床表现

骨母细胞瘤又名成骨性纤维瘤（osteogenic febroma）或巨型骨样骨瘤（giant osteoid osteoma）。多发生于 10～25 岁男性。大多数患者以疼痛为主诉，一般不严重，多为隐痛。局部有肿胀及压痛。以股骨、胫骨、脊椎多见，其次为肋骨、肩胛骨、髂骨等处。表浅者可触及膨大隆起的骨块。

## 二、X 线表现

在长骨上多见于干骺端或骨干上，一般不侵犯骨骺，可分为 4 种类型：中心型、皮质型、骨膜下型及松骨型。其中中心型最多见，典型的表现为边缘清晰的囊状骨质破坏区，皮质膨胀变薄，可呈光滑的薄壳状，如皮质破裂可以形成软组织肿块。在肿瘤内常有不同程度的成骨或钙化阴影，呈斑点或束条状，此为成骨细胞瘤的特征之一。少数病例呈单囊状破坏而无钙化阴影。肿瘤也可以是多囊性的，在主要病变区的附近可能有散在的病灶。肿瘤呈溶骨性变化，骨质扩张，边界清楚。瘤体大小不等，多为 2～12cm。肿瘤附近的骨质常有轻度增生硬化，一般无骨膜反应。

## 三、病理特点

瘤组织呈暗红色，含沙粒样钙化骨化物，大的肿瘤可见出血、囊性变。镜下见大量成骨细胞及骨样组织，骨样组织钙化不匀，成骨细胞形状较规则，或密集、或覆于骨样组织表面。有坏死、出血、散在的多核巨细胞。

## 四、诊断

此瘤多发生于青少年，位于下肢（股骨、胫骨、足骨）、脊椎等处。患部轻微疼痛及肿胀，位于脊椎者可产生脊髓压迫症状。X 线片见大小不等、边界清楚的骨质破坏，无广泛骨质硬化。显微镜下见成骨细胞及骨样组织。

## 五、鉴别诊断

1. 骨样骨瘤　患病部位疼痛压痛明显，X 线片可见"瘤巢"，直径通常小于 1～2cm。病理见成骨细胞及骨样组织，以后者量多。

2. 软骨瘤　位于手足的软骨瘤有时与成骨细胞瘤难以区别，软骨瘤有斑点状钙化为其特征。镜下较易区别。

## 六、治疗

肿瘤切除或刮除术同时植骨，位于脊椎者或需减压加放疗。

## 七、预后

本病有一定的复发率，且有恶变。

（刘安民）

# 第四节 骨软骨瘤

## 一、概述

骨软骨瘤（exostosis 或 osteochondroma）又称外生骨疣，是最常见的良性软骨源性骨肿瘤。它是骨与软骨形成的一种发育性异常，起于软骨生长板外周，可见于任何软骨生长骨上，但多见于生长迅速的长骨。肿瘤位于骺端，向骨皮质表面生长，通过软骨化骨形成菜花状瘤体，基底与骨皮质连续，表面覆盖软骨帽。有单发性和多发性两种，前者多见。多发者与遗传有关，常并发骨骼发育异常。

## 二、临床表现

本病多发生于男性青少年，股骨远端、胫骨近端最多，其次是胫骨远端、肱骨近端、尺骨远端、腓骨近端。多发型者肿瘤散发在各骨骼，一般在成年后即停止生长。常并发肢体短缩和弯曲畸形二局部肿块生长缓慢，突出于皮肤表面，骨样硬度，无明显疼痛和压痛。

## 三、X 线表现

典型的表现为长骨干骺端向皮质外突起一菜花状肿块，基底与骨皮质相连，呈窄蒂状或宽基底。瘤体表面可见钙化点。若钙化增多或基底骨质有破坏是恶变现象。

## 四、病理特点

肿瘤由四部分组成：软骨膜、软骨帽、瘤体和蒂部，呈菜花状。镜下见骨软骨瘤由纤维组织、软骨及骨构成。软骨层细胞排列似骨骺软骨细胞，在软骨细胞间质可见钙化。

## 五、诊断与鉴别诊断

患者多为青少年，局部有一生长缓慢的硬性固定的肿块，无明显症状。一般外生骨疣处有一个大的充液滑囊，肌肉或肌腱可在其上滑动。X 线检查可见发自干骺端的外生瘤块，多可明确诊断。有时需与肌腱附丽处钙（骨）化及骨旁骨瘤作鉴别。

## 六、治疗

发育停止后肿瘤不再生长，若局部产生压迫症状引起疼痛，可对症处理。重者手术切除：发育停止后仍生长者有恶变可能，需手术切除。手术应在软骨膜和骨膜外显露，从基底切断，包括软骨膜及少许正常皮层骨质，取下完整的肿瘤。

## 七、预后

手术切除效果良好，一般不复发。

（刘安民）

# 第五节 软骨瘤

## 一、概述

软骨瘤（chondroma）为一较常见的良性骨肿瘤，发生于软骨内化骨的骨骼，是以透明样软组织为主要成分的骨肿瘤。好发于手指及足的短骨，长骨和扁平骨少见。可分为4种类型：

（1）单发性内生软骨瘤。

（2）多发性内生软骨瘤。

（3）外周性软骨瘤。

（4）多发软骨瘤病，或称之为 Ollier 症，为软骨发育不良，不在本章讨论。

## 二、临床表现

单发性软骨瘤为最多见的一种，约占所有良性肿瘤的 10%。男女发病率相近，任何年龄均可发病，多见于 5 ~ 25 岁。病变发展缓慢，早期无任何症状，肿瘤发生于指、趾骨时，局部可呈球形或梭形肿胀，可伴有隐痛，但表皮正常。往往因外伤致病理性骨折，才引起注意。多发性者常在儿童时期出现症状，至青春期畸形明显，以后逐渐稳定。病变部位以手足骨多见，长骨中股骨、胫骨、肱骨、腓骨等与盆骨、肩胛骨、肋骨等也属好发部位。肿瘤位于表浅者可触及肿块，骨样硬度，表面光滑，疼痛不明显。有酸痛感且畸形严重时可影响关节活动位于深部者在劳累后可有持续性疼痛，休息后缓解，但不会消失。外周性软骨瘤又称皮质旁软骨瘤或骨膜性软骨瘤（periosteal chondroma），这种良性骨肿瘤起源于骨外膜，在皮质外骨膜下生长，在手部常与内生软骨瘤并发，可侵入骨皮质，但不穿入髓腔。发生在四肢长骨或扁平骨者甚少。临床表现为无痛硬块，浅表部位易被发现，深者常在肿瘤很大时才被发现。

## 三、X 线表现

单发性软骨瘤病变位于干骺端的中央区或稍偏一侧，指骨者常侵犯整个骨干。病损呈溶骨性破坏，支质变薄并有膨胀，无骨膜反应。溶骨区边缘清楚，有时呈硬化边缘。溶骨区内有散在点状、片状或环状钙化阴影。多发性 X 线表现同单发性。外周性 X 线显示软组织阴影，有时有钙化点，附近骨支质呈局限性弧形凹陷，边缘轻度硬化。

## 四、病理特点

肿瘤组织为白色，略有光泽，质脆，呈半透明状。掺杂黄色钙化或骨化区，或有黏液样退变区。显微镜下见分叶状透明软骨，软骨细胞成堆，有双核者，单核大小均匀，染色不深。

## 五、诊断

青少年多见，好发部位为手足骨，肿瘤生长缓慢，可长达数年或十数年，局部肿块，疼痛不明显。X 线片显示髓腔内溶骨性破坏，有时有钙化斑，骨皮质膨胀变薄，无骨膜反应。

## 六、鉴别诊断

1. 骨囊肿　多发于青少年，以肱骨、股骨最多见，位于干骺端与骺板相连或相隔，常发生病理性骨折。X 线亦为局限性溶骨性破坏，但较透明。囊腔为空腔，内含少量液体，囊壁为纤维组织及新生骨组成，镜下偶见多核巨细胞。

2. 纤维异常增殖症　多发于 10 ~ 30 岁以股骨、胫骨、肋骨多见。症状不明显，常并发病理性骨折。X 线检查为局限性溶骨性破坏，病灶呈磨砂玻璃样状。病理见肿瘤组织为灰白色，硬韧如橡皮，内有砂粒样物。镜下为纤维组织及化生骨。

## 七、治疗

手术切除，对骨缺损较大且影响肢体持（负）重者，可同时进行植骨术，并酌情予以内固定。禁忌放射治疗，因可恶变。

## 八、预后

手部者手术治疗效果良好，罕见复发。其他部位肿瘤术后易复发，且可恶变。

（李保杰）

# 第六节　骨巨细胞瘤

## 一、概述

　　骨巨细胞瘤（giant cell tumor，GCT）是由骨髓间质细胞分化而来，以单核瘤样细胞和多核巨细胞为主要成分的溶骨性肿瘤。过去认为巨细胞有吞噬作用，主要组成部分为破骨细胞，故又称破骨细胞瘤（osteoclastoma）。其特征为具有丰富血管性的组织，含有较丰硕的梭形或椭圆形细胞和许多破骨细胞型的巨细胞，均匀地分布在肿瘤组织内。在较大和长期存在的肿瘤内，可见坏死、纤维变性和出血现象。巨细胞瘤具有侵袭性，多数人认为是潜在性恶性骨肿瘤。该瘤易于复发，甚至恶变，可向其他部位转移。另有部分肿瘤一开始就表现为恶性。

## 二、临床表现

　　我国发病率较高，约占所有原发性骨肿瘤的1/5。男女性发病相近，多见于20～40岁者，15岁以下者极少。可发生在任何骨骼，但好发于长骨骨骺端，其中股骨下端最多，胫骨上端次之，脊椎的骨巨细胞瘤多在骶椎。发病缓慢，局部肿胀，初期常为钝痛，但不明显，有时肿瘤相当大时才有症状。较大的肿瘤，局部可有温度升高、皮肤潮红或静脉扩张，压痛明显。肿瘤生长速度较快、较晚者常并发病理性骨折。

## 三、X线表现

　　本病多见于股骨下端、胫骨上端及桡骨远端，3处占全部肿瘤的60%～70%。肿瘤多起源于骨骺线闭合以后的骨骺或干骺端。早期多为偏心性溶骨变化，皮质有不同程度的膨胀、变薄或破裂，肿瘤向一侧横径扩张的程度较明显，一般无骨膜反应。约30%出现皂泡状囊状阴影，为巨细胞瘤特征性改变。发展较快者整个骨端有破坏，常并发病理性骨折。明显恶变者除上述表现外，肿瘤多向髓腔内蔓延，肿瘤可穿破皮质向软组织内浸润（图6-3）。

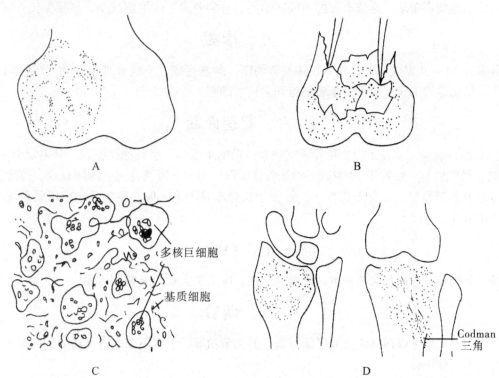

多核巨细胞

基质细胞

Codman
三角

A　　　　　　　　　　B

C　　　　　　　　　　D

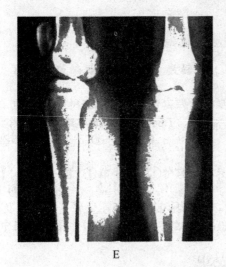
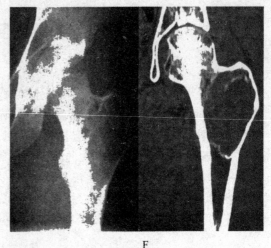

E              F

**图 6 - 3 骨巨细胞瘤示意图（A ~ D）及影像学（E、F）**

A. 骨端可见离心性膨胀透亮区；B. 可伴病理性骨折；C. 镜下显示多核巨细胞和基质细胞紧密相连；D. 和骨巨细胞肉瘤（右）对比，X 线表现迥异，后者因破坏骨皮质而膨出，形成 Codman 三角；E. 右腓骨上段骨巨细胞瘤正侧位 X 线片；F. 左股骨上段骨巨细胞瘤 X 线片与 CT 冠状位重建扫描

## 四、病理特点

肿瘤组织为淡红色脆弱的肉芽样组织，因出血可呈暗红色。其中常混以坏死组织，瘤内有大小不等的囊腔形成，内含少量血性或棕黄色液体，腔内覆以光滑的薄膜。镜下见丰富的血管网，充满形状一致的短梭形、圆形或椭圆形间质细胞和散在的多核巨细胞，巨细胞胞核相似。根据间质细胞的多少和分化程度及巨细胞核数的多少可分为不同等级。Ⅰ级为良性：间质细胞较少，巨细胞大，核多，偶有肺转移；Ⅱ级介于良恶性之间：间质细胞较多，核有轻度异形性，有分裂象，巨细胞较少，核较少；Ⅲ级为恶性：间质细胞增多密集，胞核有程度不同异形性，分裂象多，巨细胞很小，核很少且有异形。

## 五、诊断

患者多为 20 ~ 40 岁成年人，病变在膝关节周围，肿胀疼痛。X 线表现为骨端局限性均匀一致的溶骨性破坏，呈肥皂泡沫状。镜下为基质细胞和多核巨细胞。

## 六、鉴别诊断

1. 孤立性骨囊肿 多发于青少年骨骺未愈合以前的干骺端，呈对称性膨胀，分隔较少。
2. 成软骨细胞瘤 好发于 20 岁以下的长骨骨骺部，瘤内常有钙化点，房隔较少，边缘较清晰。
3. 非骨化性纤维瘤 多见于青少年，好发于长骨端骨干上，偏心性生长，多沿长轴发展，边缘清晰，有硬化边缘。

## 七、治疗

Ⅰ级、Ⅱ级者可进行刮除植骨术，Ⅲ级为恶性，应以扩大切除或截肢为妥。

## 八、预后

及时恰当的治疗可以得到治愈并可保留满意的关节功能。手术不彻底或无法做彻底是复发的主要原因。有可能出现肺转移。

（李保杰）

第七章

# 恶性骨肿瘤

## 第一节 骨肉瘤

### 一、概述

　　骨肉瘤发病率略低于软骨肉瘤，发病机制不明。多数学者认为骨组织的任何部分均能产生骨肉瘤，但以骨膜深层为最易。由恶性繁殖的肉瘤细胞直接产生肿瘤性骨样组织或不成熟骨，也称为成骨肉瘤。1993 年 WHO 为避免"成骨"在"来源"和"产生"两种意义上造成的混乱而统称为骨肉瘤。

　　现代医学对本病的病因尚未完全弄清，有人指出放射性核素镭（Ra）和创伤刺激为诱发因素，发生于长骨的病变多位于干骺部，少数于骨干中部肿瘤迅速沿髓腔发展，一方面向骨骺端蔓延，另一方面肿瘤偶尔也向骨干蔓延。此外，肿瘤亦迅速向外发展侵入骨皮质内的哈弗斯系统，引起血管营养障碍，骨皮质随即破坏，肿瘤很快达到骨膜下并向外侵入邻近肌肉组织。另外与遗传接触放射性物质、病毒感染等有一定关系，也可继发于畸形性骨炎、骨纤维异样增殖症，另有部分病例为其他良性肿瘤恶变而成。

　　本病的发病机制还不很清楚，它的组织学特点是：增生的梭形肿瘤细胞直接产生骨样基质或不成熟骨，但其发生不同，组织学特点也不同，本文已在概述中描述。骨肉瘤来源于原始祖细胞，这种细胞有多潜能的特征，可以分化为骨软骨及纤维，因此骨肉瘤中除有恶性骨母细胞外，还有软骨母细胞及成纤维细胞。根据这 3 种细胞成分的多少，中心型骨肉瘤可以分为骨母细胞型（成骨型）、软骨母细胞型（成软骨型）及成纤维细胞型（成纤维型）。

#### （一）发病率

　　骨肉瘤发病率很高，据 WHO 统计，骨肉瘤占原发性骨肿瘤的 12.21%，占原发性恶性骨肿瘤的 22.36%。我国的统计较 WHO 为高，为占原发性骨肿瘤总数的 12.3%，占恶性肿瘤的 44.58%。男女之比为 1.7∶1。发病年龄在 11～20 岁（50.7%）。多见于股骨和胫骨，以膝关节周围多见。其次为肱骨、颌骨、腓骨、骨盆和桡骨。

#### （二）分型

　　骨肉瘤以其特性、发病部位、分化程度及组织学形态的差异而分为许多亚型。由于每种亚型因恶性程度不同而有其不同的预后，如笼统地将所有的亚型均归于骨肉瘤名称下来讨论治疗和预后，显然不合理。故了解骨肉瘤的亚型分类及其预后，对患者的治疗和疗效判断极为重要。

### 二、临床表现

　　病程长短不一，从出现症状到就诊短则数天，常达数年，平均为 3～4 个月。好发部位在膝关节周围。早期症状为疼痛，常于轻伤后突然发生。开始为隐痛，逐步发展为持续性剧痛，在夜间尤甚。肿胀开始轻微，以后逐渐增加，呈偏心性梭形肿胀。肿块硬度不一，因肿瘤质地而异，溶骨性病损者较成骨者为软。患处皮肤发亮，表面静脉扩张，皮温升高。如肿瘤体积较大并邻近关节，可影响关节功能。部分患者就诊时，已有其他部位转移。

## 三、实验室检查

碱性磷酸酶的检查最有意义。其变化与肿瘤性骨细胞的活跃程度有密切关系，对患者预后也有一定的判断价值，但儿童由于生成发育旺盛，可影响碱性磷酸酶水平。

## 四、X线表现

X线表现包括3方面：

（1）原来的骨皮质和髓腔的破坏，即骨的溶解。

（2）钙化和骨形成。

（3）骨膜新骨形成。

常见的X线表现为侵袭性溶骨病损，同时有肿瘤骨的形成，表现为不同密度的弥漫性或片状阴影，有的为密度极高的象牙质样，有的为斑片棉絮状，有的表现为大区域的骨溶解缺损。骨膜反应可见Codman三角、葱皮样、日光放射样等，骨膜反应在骨肉瘤中没有特异性，增生骨膜的再破坏是诊断骨肉瘤的重要征象之一。骨肉瘤软组织肿块发生率为95.3%，肿块不明显者仅4.7%。在软组织肿块中，有各种形态的瘤骨及环形钙化者占72.9%，此征象也是诊断骨肉瘤的可靠线索。

动脉血管造影、CT及MR也有助于骨肉瘤的诊断和肿瘤侵犯范围的估计。

## 五、诊断与鉴别诊断

在诊断骨肉瘤时，应排除其他肿瘤，如骨母细胞瘤、软骨肉瘤、纤维肉瘤及转移性骨肿瘤等。骨干上的骨肉瘤有时会与尤因肉瘤混淆。其他如Brodie脓肿、骨髓炎，骨结核、甚至骨痂，有时也会误诊为骨肉瘤。术前结合临床表现、影像检查和穿刺活检是必要的鉴别诊断手段。

## 六、治疗

联合治疗特别是化疗的运用使骨肉瘤患者的生存率显著提高。但外科手术仍是其他治疗的基础。

### （一）手术

根据Enneking外科分期制定手术方案。一般多采用根治性切除或截肢。对属ⅠA亚型的骨肉瘤可进行广泛切除，对ⅠB及ⅡA可作保肢手术，部分ⅡB型仍可考虑保肢手术，保肢手术应充分考虑患者的心理及术后患肢的功能。对体积较大的高度恶性骨肉瘤，截肢和关节解脱仍是重要的措施。一般而言，骨肉瘤进行截肢或关节解脱的手术指征如下：

（1）肿瘤已使肢体完全丧失功能者。

（2）肿瘤已失去保肢条件，或限于经济和技术条件，不能采用保肢手术者。

（3）肿瘤严重肿胀，皮肤有破溃危险，或疼痛剧烈，或已发生病理性骨折，甚至已发生肺转移，患者难以忍受极大痛苦和长期体力消耗者。

（4）肢体功能严重丧失，或经关节切除后无法施行功能重建者。

### （二）保肢手术及其评价

肢体骨肉瘤目前多采用保肢手术，首选截肢的仅为10%~15%。保留肢体时，外科医师必须严格遵守肿瘤外科原则，必须建立无瘤组织面。目前多数学者认为骨肉瘤保肢指征为：

（1）Enneking分期为ⅠA、ⅠB、ⅡA和对化疗敏感的ⅡB期，主要神经血管未受累者。

（2）全身情况和局部软组织条件良好，能按最佳手术边界根治性或广泛性切除肿瘤，预计局部复发率不高于截肢者。

（3）有良好的重建技术和重建条件，重建肢体的功能要优于或至少不低于截肢后安装的假肢者。

（4）无转移灶或单发转移灶经全身化疗后可以广泛切除治愈者。

(5) 单纯放、化疗效果不佳，需手术广泛切除者。

(6) 患者要求保肢，经济上有条件并能积极配合综合治疗者。

值得补充说明的是，目前由于保肢与放、化疗技术的发展，依照上海第一人民医院骨肿瘤中心长期随访发现，部分放疗效果理想的像ⅢA、ⅢB期也可以进行保肢治疗，配合足量、规律、有效的化疗，在局部复发率控制的情况下，长期随访表明保肢与截肢无统计学差异。

保肢手术治疗高度恶性骨肉瘤的局部复发率约为10%，较截肢术高，但长期生存率与截肢无差异。新辅助化疗可降低局部复发率。最近一项对骨肉瘤局部复发率的研究发现，充分的外科边界和化疗反应是影响局部复发的重要预后因素。

对肿瘤切除后的骨缺损重建有许多设计方案，但并发症和失败率均较高。假体置换手术中，胫骨近端假体的失败率近50%。

许多肿瘤中心采用同种异基因移植物以避免无菌性松动。结构大的同种异基因移植物从供体内无菌获取，在注册过的组织库内新鲜冷冻特殊保存。关节软骨在10%的二甲亚砜溶剂内冷冻保存，可观察到达50%的活细胞。不做组织分型，根据移植物大小选择同种异基因移植物。同种异基因移植物与同种异基因移植物软骨可作为关节内切除术后骨关节植入物插入，或用同种异基因移植物－假体成分。骨关节同种异基因移植6年常出现骨关节炎。

同种异基因移植也存在并发症率高的缺陷，第一年感染率约为10%。同种异基因移植物骨折多发生在第2～3年，最近报道的比率是19%～54%。尽管同种异基因移植物骨折线经坏死骨，并因此危害很大，但有报道自体骨移植愈合率高于50%。宿主－同种异基因移植物骨不连发生在17%～33%的患者，更常见于接受化疗和放疗的患者。尽管并发症率高，但有报道20年后患者满意率达75%。有关同种异基因移植物和假体置换的比较研究较少，有人认为疗效相似。

幼儿的重建手术面临特殊挑战。可延伸假体允许生长期肢体生长，但需多步操作。最近一研究显示，要假体延伸13.2cm，最少需要8次手术。同种异基因移植物也用于儿童和青少年，但仅1/3的患者肢体不等长超过2cm。

## （三）化疗

大剂量联合化疗使骨肉瘤患者的疗效取得了惊人的进步。新辅助化疗在临床上的运用使骨肉瘤患者的5年生存率从5%～20%提高到70%～80%。这一重要的进步使许多学者认识到，无论局部治疗的手段如何，若无化疗控制转移瘤的发展，患者的远期生存率也不可能提高。新辅助化疗主要包括3方面内容。

1. 强调术前化疗的重要性　术前充分化疗不仅可以尽快、有效地消灭肺内微小转移灶，也可使原发瘤坏死、缩小、瘤周反应性水肿消退，为保肢手术提供一个更安全的切除边缘以减少局部复发；同时，由于切除缘的缩小，可保留更多的肌肉，术后患肢功能可得以更多的保留。局部手术条件改善，可扩大保肢手术的适应证，减少截肢率；化疗期间有充分的时间准备假体等。术前化疗时间都应在8周以上，化疗的次数一般在6次以上。

2. 切除的肿瘤应做坏死率测定　坏死率在90%以上者为优，90%以下者为差。这是检验术前化疗效果的最可靠依据，对判断预后和指导术后化疗有重要意义。

3. 根据肿瘤坏死率的高低决定术后化疗方案　坏死率在90%以上者继续术前化疗方案，否则更改术前化疗方案。方法是：增加药品种类，或加大药物剂量，或二者兼顾，或更改给药途径，并且增加化疗次数。这种努力是必要的，尽管不一定都奏效，但作为一项补救措施，不应轻易放弃。

值得指出的是，化疗并不能使每一位骨肉瘤患者都能获救。同样的化疗方案却呈现不同的化疗效果，其原因可能与化疗的剂量强度、个体差异、肿瘤的生物学特性、原发性或继发性耐药等有关。其中有的因素可人为调控，而有的因素现在还认识不足，仍须进一步研究。故在化疗过程中应注意以下3方面。

1. 用足药物剂量　现已公认以下用于骨肉瘤化疗的主要药物的单次剂量是高效的，药物毒性也是可耐受的。甲氨蝶呤（MTX）为 8~12g/m$^2$（成人），多柔比星（ADM）为 60mg/m$^2$，顺铂（CDP）为 120mg/m$^2$（偶有 160mg/m$^2$ 者）。

2. 严格化疗间隔　要求化疗按日排表，准时、规律地进行。但化疗中的剂量和间隔有时会被迫改变，尤其是化疗后期的并发症如骨髓抑制、胃肠反应及皮肤与黏膜溃疡等。也有手术并发症和患者经济问题等因素。

3. 恰当的给药途径　骨肉瘤化疗的主要给药途径是静脉给药全身化疗，近年来也开始了静脉化疗配合对原发瘤的动脉化疗，可提高肿瘤的坏死率。动脉化疗以 CDP 为常用。

### （四）免疫疗法

仍处于起步阶段，尚无很有效的方法。

## 七、预后

影响骨肉瘤患者预后的因素最重要的是肿瘤组织对化疗药物的反应程度，即化疗后肿瘤细胞的坏死率，坏死率 <90% 者即使改变化疗方案，预后亦不良。有报道肿瘤的大小（如体积 >150mm$^3$ 者预后不良），术前碱性磷酸酶、乳酸脱氢酶水平高低对预后判断亦有重要意义。

（李保杰）

# 第二节　软骨肉瘤

## 一、概述

软骨肉瘤是仅次于骨肉瘤的常见的骨恶性肿瘤。其类型较为复杂，有时造成诊断困难。软骨肉瘤大多数继发于良性软骨肿瘤，如内生性软骨瘤和骨软骨瘤。其基本瘤组织是发育完全的软骨组织，无肿瘤性骨样组织。软骨直接从肉瘤性软骨细胞形成，常伴有钙化、骨化和黏液性变。

软骨肉瘤的发病年龄较其他原发性骨骼肉瘤患者晚，50~70 岁有一发病高峰，年龄小于 20 岁的软骨肉瘤患者不足 5%。软骨肉瘤的发病率约占骨肿瘤总数的 3.94%，占恶性肿瘤的 14.24%。男女之比为 1.82：1。发病年龄以 21~30 岁多见，约为 27.97%。多见于股骨、胫骨和骨盆，其次为肱骨和肩胛骨。

### （一）分型

软骨肉瘤的生物行为多变，对判断预后造成一定困难。一般常用组织学分级，也有结合生化指标分级者。软骨肉瘤在组织学上分为透明型、黏液样型、纤维软骨型、混合型及透明细胞型。一般认为透明型恶性程度较低，而纤维型、纤维软骨型、混合型则属高度恶性从发病情况上又将软骨肉瘤分为原发性和继发性两大类，原发性从开始就有肉瘤特性，继发性是指继发于照射后、畸形性骨炎、纤维结构不良、孤立性骨囊肿、Maffucci 综合征、Ollier 病、多发性遗传性骨疣、软骨母细胞瘤、软骨黏液样纤维瘤等，或由良性软骨性肿瘤等衍变而成。从部位上，软骨肉瘤分为中央型和外周型；还有皮质旁或骨膜软骨肉瘤，骨外黏液样软骨肉瘤等。此外，还有去分化软骨肉瘤，间充质软骨肉瘤和透明细胞软骨肉瘤。

### （二）临床表现

本病无特征性。病程缓慢。疼痛和压痛是常见症状。外周型软骨肉瘤可有局部肿块。骨盆肿瘤可长期存在而无症状，直至出现压迫症状。高度恶性的软骨肉瘤可由于生长迅速而严重疼痛。

### （三）实验室检查

本病无特殊检查项目。Marcove 等对 75 例软骨肉瘤患者做糖代谢检查，发现有静脉内糖耐量下降现象。

### （四）X 线表现

中央型软骨肉瘤的重要表现为体积大的厚壁透亮区，区内有小梁形成和中央多叶性的髓腔内骨破坏。区内有许多散在的不规则点状、圈状或片状钙化灶，常被描述成"棉絮样""面包屑样"或"爆米花样"。至后期方有骨皮质的破坏，肿瘤穿透的骨皮质变模糊。软组织内有肿瘤浸润，但不一定有密度增加的钙化阴影。骨膜反应较少。骨内膜侧的骨皮质常呈贝壳状凹陷，这是由于肿瘤的小叶状轮廓造成的。病理性骨折可使肿瘤迅速穿入软组织，在骨外肿块内出现钙化的致密阴影。外周型软骨肉瘤显示病损旁的软组织内有很淡的、钙化很少的阴影，并有和表面垂直的放射状骨刺，它们的外侧面变为扁平，这是和骨肉瘤的放射状骨刺的鉴别点。髓腔一般不受累，骨皮质也很少被侵犯，但早期病例可见骨外膜被掀起，呈唇样，亦可出现 Codman 三角。

### （五）病理特点

肉眼观察，软骨肉瘤呈分叶状。剖面为蓝白色，半透明，其中有黄白色斑点状的钙化或骨化。邻近的骨皮质内侧面呈扇贝状的凹陷，这是由于中央型软骨肉瘤的分叶状结构所致。生长迅速的软骨肉瘤可有骨皮质破坏，肿瘤侵入周围软组织。外周型软骨肉瘤可带蒂或蒂宽而无蒂，可侵入软组织，呈结节状。

组织学确定软骨肉瘤的恶性程度有时是很困难的。目前多采用 3 级分类法，即将 I 级软骨肉瘤视为低度恶性，II 级为中度恶性，III 级为高度恶性。分级主要根据瘤细胞核的异型性、肥硕程度和数目，后者常指双核的瘤细胞，它们反映细胞增殖的活跃性。

### （六）诊断与鉴别诊断

软骨肉瘤如有较多的 X 线阻射区，可与骨梗死混淆。还应和纤维肉瘤、骨肉瘤、纤维结构不良等相鉴别。若肿瘤生长在长骨端，当其钙化骨化很少而侵袭性较强时，X 线表现与骨巨细胞瘤非常相似。与其他骨骼肉瘤不同，大多数软骨肉瘤呈低度恶性，良性与低度恶性病损间有很大程度的组织重叠因此，这些肿瘤的诊断特别需要结合患者症状、影像学和组织学表现综合考虑。评价活检标本需要有经验的病理专家和肿瘤专家密切合作，以得到正确的诊断。

肿瘤部位是评价软骨肿瘤的一个非常重要的特征。发生在中轴或附肢骨骼近端的软骨肿瘤较发生在骨骼远端者更具侵袭力。

组织学和影像学表现较骨盆肿瘤更具侵袭性的手足肿瘤可被考虑为良性，而骨盆肿瘤被考虑为恶性。约 25% 的软骨肉瘤发生在骨盆。最近对 163 例手或足部恶性软骨肿瘤的特征进行综述。116 例低度恶性、44 例中度恶性，仅 3 例高度恶性。尽管这些肿瘤侵袭力强，如 92% 有皮质破坏、80% 有软组织肿块，但仅 12 例发生转移，7 例死亡。相反，两个对骨盆软骨肉瘤的综述显示高度恶性肿瘤占 45% 和 48%，长期生存率仅 50%。

### （七）治疗

在明确诊断和外科分期的基础上制定手术方案，同时要根据部位确定相应的手术。低度恶性者可做广泛切除或根治切除，如脊椎、骨盆；对肢体可做保肢手术；高度恶性者应以截肢和关节解脱为主，亦可酌情做保肢手术。

由于软骨肉瘤的增生主要是由于基质合成，而不是脱氧核糖核酸的复制，故对化疗和放疗不敏感。一项对接受病灶内刮除术的 23 例低度恶性软骨肉瘤研究发现，10 年局部复发率是 9%。但一项更近的 26 例研究（I 度 14 例、II 度 8 例、III 度 4 例）显示，20 年无复发率仅 7%，而 38 例接受广泛或边缘性手术者为 64%。最近另一项研究显示，局部使用辅助治疗如水泥填充能获得可接受的低复发风险。

### （八）预后

手术须彻底，否则容易复发。复发后的软骨肉瘤侵袭性更强。手术治疗的 5 年存活率为 60.9%，10 年存活率为 34.8%，较骨肉瘤为好。肿瘤组织学分度与转移相关，是长期生存率最重要的判定指标。

在一项对 67 例骨盆软骨肉瘤的研究中，转移发生率为 I 度 0、II 度 20%、III 度 60%、去分化肿瘤 75%。因为软骨肉瘤对放疗和化疗高度耐受，转移病变危害巨大并难以治疗。最近对 75 例去分化软骨肉瘤的研究发现，5 年生存率为 13%。最近在正常和肿瘤软骨内发现 MDR 基因表达成分 P – 糖蛋白，可能是这些肿瘤对化疗耐受的原因。因为可能设计出阻断 P – 糖蛋白的药物，化疗可能对这些肿瘤有效，改善高度恶性肿瘤的生存率。

## 二、分类

软骨肉瘤基本可分为两大类，即原发性和继发性。原发性软骨肉瘤常发生于正常骨内，即从一开始肿瘤就有肉瘤特性；继发性软骨肉瘤是从原来的良性软骨性肿瘤衍变而来，如衍自内生软骨瘤、外生骨瘤等。从部位来看，它可分为中央型和外周型，还可有皮质旁或骨膜性软骨肉瘤、骨骼外黏液样软骨肉瘤等。从组织学角度来看，除普通的软骨肉瘤外，还有一些少见的特殊类型，如去分化软骨肉瘤、间质软骨肉瘤、透明细胞软骨肉瘤等。从组织学角度将软骨肉瘤分为低度恶性、中度恶性和高度恶性 3 级，这样就可分清软骨肉瘤的恶性程度。结合这 3 种分类，可弄清原来很复杂的软骨肉瘤，使治疗有针对性。

有 4 种主要软骨肉瘤起源于骨，它们是以原发性软骨肉瘤和继发性软骨肉瘤为主，其次是较少见的间质软骨肉瘤和反分化软骨肉瘤。原发性软骨肉瘤多见于成年人，呈低度恶性。继发性软骨肉瘤起源于良性软骨病损的恶性转变。良性前驱肿瘤虽发生于儿童，恶性转变则发生于成年人。这两种类型占骨的软骨肉瘤的大部分。间质软骨肉瘤常为高度恶性，是软骨细胞和未分化小圆细胞的混杂。反分化软骨肉瘤很像网状细胞其他分化良好的组织混杂在一起。以下按此 4 种软骨肉瘤分类阐述。

## 三、原发性软骨肉瘤

### （一）临床和 X 线表现

原发性软骨肉瘤为中年人的病损，很少见于 21 岁以下。男性多于女性约 1 倍。多数病损起于骨的中央，偶尔也可见于骨面。

1. 中央型软骨肉瘤　在 X 线片上不是太显著，因为向外侧穿入软组织的细节常被其上的骨皮质所掩盖。中央原发性软骨肉瘤是在钙化区内混杂 X 线透亮渗透性的破坏。在低度病损内，它呈环状形式，好像圆圈形面包。在高度病损，钙化不是主要的 X 线特征。其特征类似 X 线透亮的一些组织发生肿瘤。X 线片可显示更多非特异性现象，表现为侵袭性能，如渗透性破坏、界限不清和不协调反应。这些非特异性破坏区的表现往往多见于中央型软骨肉瘤。透明细胞软骨肉瘤是少见的低度恶性软骨肿瘤。其特征为圆细胞，并有显著的透明或空泡性细胞。

2. 外周型软骨肉瘤　这种骨旁软骨肉瘤是起于骨外表面的恶性软骨形成肿瘤。其特征为分化良好的叶状软骨，并有广泛的点状钙化区和软骨内骨化，但无肿瘤或类骨。外周型软骨肉瘤很少会引起疼痛，往往表现为一个硬而无痛的附着肿块。它可以引起的症状主要是对周围软组织，如神经卡压而引起的机械性功能紊乱，或在病损与活动的肌肉之间产生滑囊，或引起少见的血供不足。有时病损会在 X 线检查时偶被发现，一般是在骨盆内或肩脚骨下的深层病损，必须长到一定大小才被识别。如果病损起于中央部分，可出现钝痛，昼夜不停。这可用止痛药来缓解。很少会是间歇性疼痛。由于肿瘤的惰性，症状可持续很久，才开始就医。

外周型软骨肉瘤的 X 线表现往往较典型。单凭 X 线表现就能做出诊断。它有很深的钙化，呈叶状肿块，起于皮质骨缘。早期可在骨上有轻度反应骨，以后会发生渗透性破坏。如小腿的外周型软骨肉瘤，它可向排骨发生压迫而造成排骨畸形。大部分病损侵入软组织，其大小可用 X 线来确认，因为大部分病损均有钙化。外周型软骨肉瘤不会与外生骨瘤混淆，因为前者完全表现为钙化软骨，而后者只包含骨。

外周型软骨肉瘤应与骨旁骨肉瘤作鉴别。前者有较宽的肿块，与骨连接；而后者往往有一薄层软组织，与骨分开。软骨肉瘤可引起下方骨的 X 线透亮性破坏，呈小叶状表现，比骨旁骨肉瘤有更多斑状钙化。外周型软骨肉瘤没有明显的"卫星"结节，而在骨旁骨肉瘤周围则可见很多"卫星"结节。

## （二）分期的特殊检查

约 2/3 的原发性软骨肉瘤为低度恶性。最引人困扰的是低度软骨肉瘤和活跃良性软骨病损的鉴别诊断：后者很难用组织学检查，前者用断层摄片可看清钙化细节，可以评估病损的骨内范围。放射性核素扫描可显示病损的侵袭度及其范围。放射性核素在病损内摄取量增多，摄取越多，病损的恶性度也越大。放射性核素一般会在组织活跃矿化区内结合，因此轻度活跃矿化的组织可显示比过去曾有厚的钙化，而摄取的放射性核素要更多。有些高度病损而很少或无钙化者，可以很少摄取放射性核素。这对诊断很有帮助，例如明显的侵袭性病损可以出现扫描图上的冷区。这种病损很可能是中央型软骨肉瘤或骨髓瘤。应注意的是，不可过于信任扫描活动，因为良性与恶性进程往往会重叠。对明显高度恶性的软骨肉瘤，放射性核素摄取量可有不同，但活跃内生软骨瘤和低度软骨肉瘤则很难利用放射性核素扫描来区分。扫描还应根据其他分期探索和检查来评估。

血管造影的意义比放射性核素扫描要差些，特别对中央型病损，因为病损的血管不太丰富，而正常骨皮质常与病变的钙化影重叠，这种阴性表现有时可有助于诊断侵袭性而 X 线表现为高度的中央病损，多数病损显示很多的内在瘤性新生血管形成。在血管造影上很可能为软骨病损。在厚层钙化的外周病损，钙化本身会重叠，使对比造影模糊，对解释发生困难。在病损内部，血管很少表现有血管肿块，与良性病损一样，低度外周型病损会包裹神经血管束而发生临床征象。从手术角度来看，血管造影可以是主要血管重建的唯一指征。

CT 扫描对软骨肉瘤的分期很重要。它不仅能正确反映病损的骨内和软组织内的范围，也可清楚地显示病损钙化的量。它比其他方法更能显示病损和骨的关系，可以确定移除的量，可获得所需的边缘。

为此，临床和 X 线片显示的软骨肉瘤最好用放射性核素扫描和 CT 扫描来进一步探索，然后再确定是否需做血管造影。血管造影只适用于其他研究表明有明显的神经血管被波及。

## （三）手术所见

低度外周型软骨肉瘤的外形很典型，可以不做切开活组织检查而确认。切开病损后，病损周围无神经血管反应。外周的软组织仅有一几乎透明的薄层组织，与其下的软骨隔开。这种低度恶性的肿瘤，具有坚韧性。若钙化较厚，病损呈现粉笔白色，质地如砾石。低度中央型软骨肉瘤切开后所见的与低度外周型软骨肉瘤是一样的。若临床与分期检查认为这软骨肉瘤属高度，手术进路应避免经假包囊。若病损性质可以不经过打开包囊而识别，则很少会发生移植的危险。

高度原发性软骨肉瘤的手术所见完全不同。病损内可清楚地看见有新生血管反应。病损无坚实感，而呈软性。若有钙化，可形成沙粒状颗粒。多数情况需做切开活检，以明确诊断而确定手术方法。术中打开包囊后，要十分重视移植问题，病损可有内在压力，会喷出胶冻样物质，流入伤口的裂缝内。高度软骨肉瘤比其他病损更少出血，所以不会因血肿而发生移植，但可因肿瘤的喷出发生局部移植。

## （四）病理特征

标本的组织学形态可因其不同的分期而异。低度而有厚钙化病损显示母质比细胞多，并可有大块厚层钙化的少细胞软骨。有些区域可有活跃而不成熟的软骨细胞，并有多核、深染核，及其他细胞的过度活跃性。

中央型低度病损的表面同样有较窄的边缘。若患者先进行四环素标记，就能更容易地认清病损周围的反应骨边缘。这边缘与其后的组织学切片比较，可见肿瘤边缘的微结节几乎不会超出反应区。带有正常骨髓的骨松质与病损反应边缘之间的区分，可用组织学检查清楚地显示出来。这表明使用放射性核素扫描提示的边缘是可靠的。在非反应区，狭窄边缘的扫描活力增多的外周，可以确认对低度软骨肉瘤做广泛界限切除术是有效的。

与低度软骨肉瘤相比，高度病损的表面肉样侵袭性病损的痕迹，可有许多米糊状退变区，边缘不是很清楚。假包囊不容易剥离，可以清楚地看见"卫星"病灶，可浸润至周围反应区之外。

### （五）对治疗的反应

在明确诊断和外科分期的基础上，可制定手术方案，同时要根据部位确定相应手术。恶性程度低的软骨肉瘤可做广泛界限切除或根治切除，如脊椎、骨盆。对肢体可做大块或根治切除和假体替代。恶性程度高的病损，应以截肢或关节解脱为主。个别病例可考虑做保肢手术。

化疗和放疗的效果很差，只有短期姑息效果。由于软骨肿瘤容易被移植，应首先确立界限。由于软骨肉瘤的存活率较高，可以考虑保肢手术。只有在个别情况下考虑做界限性切除术。

低度中央型软骨肉瘤可考虑做界限性切除，但界限不是那么容易认清。界限切除的复发率较低，可以加用冷冻外科和填塞丙烯酸甲酯。应尽量做到界限是在包囊外，这可根据四环素标记来确认。肿瘤的切除可在术中进行 X 线检查。边缘的冷冻切片检查更为必要。与外周型病损一样，最好做广泛性界限切除。

低度外周型软骨肉瘤一般不转移。经广泛性界限切除后，复发率极低。对手术困难的区域如脊椎、骨盆，可以考虑做界限切除；而对肢体，一般多考虑做广泛切除。有时也在界限切除后，加用冷冻外科和填塞丙烯酸甲酯。它可使复发率下降。应仔细考虑，不可轻易施行。最好还是做广泛性界限切除。

低度软骨肉瘤的复发是常见的临床问题，主要是诊断有错误。移植较多见，而且较广泛。移植体可以是米粒状不成熟的软骨，包于致密瘢痕组织内。切开后，可见它广泛地弥散于组织内。若不能控制，应考虑截肢。

高度软骨肉瘤对治疗的反应与 Ⅱ 期病损是一样的。虽然它起于软骨，Ⅱ 期病损在广泛切除后，仍有较高的复发率。如做界限手术，更容易复发。化疗、放疗或局部手术辅助并不能有所改善。因此 Ⅱ 期软骨肉瘤需做根治手术，只有关节解脱或截肢，才有治愈可能。虽然高度软骨肉瘤有时对放疗有反应，采用保守手术和放疗仍有较高复发率，所以放疗只能考虑使用于保留短期功能和患者生命时间不是太长的情况下。

## 四、继发性软骨肉瘤

### （一）临床和 X 线表现

继发性软骨肉瘤可起源于内生软骨瘤或外生骨疣，它占软骨肉瘤总数的1/3。大多数由来自骨盆或肩胛带的外生骨疣变为恶性而来。相比之下，多数软骨肉瘤的恶变起于长管骨的干髓端区的内生软骨瘤，恶变多见于系统性病变，如多发性遗传性外生骨疣、Ollier 病或 Maffucci 综合征。在生长停止以前几乎无转变，一般在 30 岁以后才开始发生恶变。与原发性软骨肉瘤一样，继发性软骨肉瘤可以是中央型或外周型。中央型多来自内生软骨瘤，而外周型多来自外生骨疣。

继发性软骨肉瘤临床症状与原发性软骨肉瘤基本相同，外周型可有畸形块物，而中央型可有钝性疼痛。X 线表现与原发性软骨肉瘤基本相同，但原来的良性病损仍可在 X 线片上显示出来。外生骨疣的软骨肉瘤变化必然发生于外周。自软骨帽的残留处发生软骨繁殖。这种繁殖往往会延伸至周围软组织内，可以经很长时间不破坏其下外生骨疣的骨部分。由于不成熟软骨繁殖，外生骨疣外周的肉瘤投影可以出现，但原来的骨疣在 X 线上可以很少有变化，这反映继发性软骨肉瘤的临床过程很缓慢。相反，内生软骨瘤引起的继发性变化在 X 线片上可有明显变化，并可较早地出现，恶变可发生在原来的病损内，随处可见，但多发性病损的恶变多见于外周，比中央部分要多。其表现为 X 线透亮区有不清晰的边缘，多向周围的骨松质延伸，较少伸入在内生软骨瘤内的钙化部分。这种恶变将刺激骨内反应，趋向于髓管的封闭，但当肉瘤沿髓管延伸时，在约束处穿破，引起内在的 Codman 三角，或形成反应骨的小三角区。其基底沿骨皮质的骨内面。其尖端指向髓管。在发生肉瘤变化之前，内生软骨瘤邻近的骨皮质出现一条平滑而无破裂的线，在内生软骨瘤内，与骨皮质的近侧与远侧相连。当肉瘤于发展状态时，可在骨内边缘产生扇贝状的破坏区，并逐渐溃损周围的骨皮质。若这现象见于 X 线片上，无疑是恶变信号。起于内生软骨瘤的继发性中央型软骨肉瘤很容易发生病理性骨折，而外生骨疣引起的继发性外周型软骨肉瘤则很少发生病理性骨折。相反，外生骨疣的恶变常预示可能将出现的神经卡压或血供不足的症状，而内生软骨瘤引起的恶变很少会发生神经和血管的症状。

### （二）分期的特殊检查

断层摄片常显示恶变的模糊变化，这在系列检查时最为常见，可见小孤立性 X 线透亮区增大和融合。这在传统 X 线片上是看不清楚的。由于病情属惰性，恶变时放射性核素摄取速度缓慢。在恶变早期，放射性核素扫描的意义不大。当恶变使大小和部位改变时，放射性核素摄取远远超过其良性病损。这种显示的逐渐变化有一定诊断价值。同原发病损一样，继发性软骨肉瘤造影很少显示有新生血管形成，但在手术策划时，可确认病损与神经血管的接触性，所以血管造影仍有一定指导意义

CT 扫描对手术策划有意义。它可用于区分其上的滑囊和惰性软骨肉瘤之间的不同。恶性转变常需要拖延时间，需要症状出现后一两年才能确认，但病损进程的惰性很少会因拖延而改变治疗计划，所以谨慎拖延活组织检查和考虑手术，直至分期探索搞清楚。过早地积极治疗良性软骨病损反而会带来更多的病损。有时恶变表现为疼痛发作，这样最好等待客观的依据进行分期探索，比较可靠，因为在观察期间，几乎不会发生快速扩大或转移。所有继发性软骨肉瘤均属 I 期低度病损。个别可因原来良性病损转变为高度反分化软骨肉瘤或变为间质软骨肉瘤。

### （三）手术所见和病理特征

手术所见和组织学形态显示继发性软骨肉瘤与其原发病损无太大差异。无论是中央型或外周型，细胞与母质之比很低，表明只有偶然的细胞变化区显示恶变，往往有大的无细胞钙化母质区。细胞现象的仔细解释应与临床和 X 线现象相结合；特别是内生软骨瘤，肉瘤变化区往往与原来的良性病损密切混合。外生骨疣往往与肉瘤有明显的分界线。

### （四）对治疗的反应

治疗反应很像低度原发性软骨肉瘤。广泛性界限手术很少会复发。多数病损可用局部手术来处理。界限手术后如果复发，一般在 24 个月以后发生。虽然广泛手术后很少发生复发，但有的患者可产生其他恶性肿瘤的偏向，如患者可死于第二癌，而不是死于继发性软骨肉瘤。

## 五、间质软骨肉瘤

间质软骨肉瘤（mesenchymal chondrosarcoma）是恶性肿瘤。其特征为存在散在的不同分化程度的软骨区，同时伴随高度血管的梭形细胞或圆细胞的间质组织，常表现为血管外皮细胞瘤的排列。

### （一）临床和 X 线表现

间质软骨肉瘤并不太多见。可见于颅骨、脊椎、肋骨、骨盆，很少涉及肢体骨。多数病例发生于中年人，未见于儿童，很少是内生软骨瘤或外生骨疣的肉瘤恶变，一般无疼痛。由于其特殊的解剖分布，很少发生病理性骨折，或出现明显肿块。

X 线特性为惰性非特异性 X 线透亮。软骨部分是不成熟的，所以点状钙化伴随较成熟的软骨病损不是其明显特征，往往出现厚的反应区边缘。由于它的非特异性表现，一般很少会考虑间质软骨肉瘤。X 线表现有时会被认为是低度肉瘤。它的不寻常特征是在几个骨骼上有偶尔的多中心型分布病损而无肺转移。

### （二）分期的特殊检查

一般认为间质软骨肉瘤属 I 期低度病损。分期探索显示其为惰性。断层摄片很难证实这一诊断。放射性核素扫描显示摄取量增多，因为间质软骨肉瘤常在生长期。它表现的范围很像 X 线片所显示的，很少发现有隐匿性延伸。

血管造影无特殊性。虽然它可有更多的内在新生血管形成，但常被上面的覆盖骨所遮没。只有在疑及软组织延伸或认为在神经血管束附近，才有血管造影指征。

CT 扫描是分期探索的最常用方法，因为病损常涉及于 X 线模糊区。CT 扫描可显示病损的破碎反应

缘，少见穿透边缘。若 X 线已注意到这些变化，可采用放射性核素和 CT 扫描，以及血管造影来进一步明确其特性。

### （三）手术所见

本病无特异性，往往有中度反应区和分界清晰的包囊，内有软的白色脆性物质。软骨成分往往不太清楚，有时可见个别的透明样软骨。

### （四）病理特征

镜下特征比较有独特性。软骨成分常见于成熟软骨的界限清晰的岛内。软骨细胞大而丰满，并有明显晕圈，产生中等量的不成熟母质。软骨内很少有钙化，但岛的特征很容易证实其软骨细胞性来源。其他部位有梭形细胞，产生少量软骨母质，并有低度恶性的细胞变化。病损中有中度血管性，散在的有丝分裂相和中度细胞/母质之比。当病损以软骨组成为主时，可很简易地认清病损。标本的差异不大，所以能肯定诊断。若以非钙化骨的基底成分为主，而软骨细胞的起源模糊，标本诊断的差异可以很宽，需做几个标本检查；否则不能明确诊断。最多见的错误诊断为网状细胞肉瘤，或为低度分化较差的梭形细胞肉瘤。

### （五）对治疗的反应

间质软骨肉瘤主要属于 I 期低度病损。采用广泛界限手术时，复发率很低。由于解剖很难确定广泛界限，它比其他相同组织分级的肿瘤有较高的复发率甚至转移率。由于其死亡发生较晚，所以仍属惰性。辅助治疗的效果不能肯定，有时可有一定疗效，所以间质软骨肉瘤比高分化的软骨肉瘤有较好反应，对放疗效果未见报道。

# 六、反分化软骨肉瘤

反分化软骨肉瘤（dedifferential chondrosarcoma）是恶性肿瘤，并有多形性梭形细胞结构，但缺乏任何组织分化的特殊排列。

### （一）临床和 X 线表现

反分化软骨肉瘤是另一种软骨起源的罕见肿瘤，但它肯定与间质软骨肉瘤不同。它主要发生于长骨的干骺端区，多见于中年人。它可有疼痛或病理性骨折，随之而来的是迅速侵袭的临床进程。临床和 X 线表现很像高度中央型软骨肉瘤。软骨部分已很成熟，在 X 线片上可见点斑状钙化，钙化区常与 X 线纯粹透亮区混合，并有不清楚的渗透边缘。不仅在活组织检查前很少会做出反分化软骨肉瘤的诊断，而且在鉴别诊断时，很少会提及此诊断。在 X 线片上，很可能像高度纤维肉瘤或恶性纤维组织细胞瘤，伴有原有的骨梗死。间质软骨肉瘤的组成部分表现有更大的侵袭性行为，比内生软骨瘤的继发性软骨肉瘤转变更为明显。

### （二）分期的特殊检查

分期探索反映这种肿瘤为高度恶性。断层摄片显示病损的反应组织内有不明显的侵犯，可见钙化细节。放射性核素扫描显示活跃反应。血管造影和 CT 扫描显示早期延伸至邻近软组织。大多数反分化软骨肉瘤在诊断时属 I B 期。从 CT 扫描或血管造影很少确认有软骨特性，因为病损血管很丰富，在血管造影内显示的反应区和 CT 扫描内所见的渗透性破坏，表明其高度恶性。

### （三）手术所见

它表现为高度恶性病损，并有厚的新生血管反应区和界限不清的渗透假包囊。病损侵袭邻近组织。通过反复惰性包囊的穿透，使边缘遭破坏。进入病损后，可见软骨结节，与软的红色脆弱易粉碎的部分混杂在一起。反分化软骨肉瘤很像软骨黏液纤维瘤的病损，两者均有坚实闪亮的灰色软骨结节，散布于软而脆弱的肿瘤组织内。在软骨黏液样纤维瘤内，软组织是汁样黏液性和白色原纤维组织的混合体，而反分化软骨肉瘤的软区内血管更丰富，很像高度恶性的纤维组织细胞瘤或纤维肉瘤的软的肉样结构。

## （四）病理特征

镜下表现可反映手术所见。结节内含有成熟软骨，似乎无活力。有低细胞/母质之比，类软骨成熟，并见间隙性钙化。软骨部分似乎很少有侵袭性，较间质软骨肉瘤更成熟，很容易被误为内生软骨瘤。而且，反分化部分有高度恶性特征。背景基本为纤维组织。有丝分裂相很显著，血管侵袭很明显，所有细胞变化均为高度恶性。在这两部交界处，出现高度侵袭性软组织肉瘤，破坏邻近非瘤性软骨。有的病损可见少量侵袭性，很可能是由于取材以软骨部分为主。这样就会在恶性程度上发生错误。所以在明确诊断以前，很难做出治疗策划的决定。有时软骨区比骨肉瘤所见的要多，故应与骨肉瘤作鉴别。

## （五）对治疗的反应

界限性切除和广泛切除可有较低的复发率。转移区域的淋巴转移很少见。根治手术很少会复发，但可以有一定的转移率。由于多数属ⅡB期病损，有时可考虑做关节解脱术。由于这种病例并不太多见，所以很难明确治疗计划。化疗可以抑制微转移，所以常用于根治切除以后。长期随访显示其很像其他高度肉瘤。一般病死率为20%，超过5年存活率较多。

（李保杰）

# 第三节　纤维肉瘤

## 一、概述

纤维肉瘤是恶性的成纤维细胞性肿瘤，其特征是瘤细胞形成数量不等的胶原，但没有任何肿瘤性骨样组织和骨组织或软骨形成。可发生于髓腔内或骨外膜。可以是原发性，也可继发生于纤维结构不良、骨梗死、骨髓炎、Paget病等。骨巨细胞瘤放疗后也可衍变为纤维肉瘤。

发病率：纤维肉瘤占骨肿瘤总数的1.82%，占骨恶性肿瘤的6.58%。男女之比为1.8∶1。发病年龄多在11~20岁（20.99%）。多见于股骨和胫骨，其次为骨盆、肱骨和颌骨。

## 二、临床表现

髓内肿瘤的主要症状是疼痛，而骨膜肿瘤为肿块，可伴有压痛。颌骨肿瘤可出现牙齿松动。有时无任何症状，直到发生病理性骨折才发现肿瘤。

## 三、X线表现

髓内纤维肉瘤主要表现为溶骨性病损，其外方的骨皮质变薄而膨出。它主要为偏心性的骨破坏，呈虫蚀样，很少有骨膜反应。骨皮质破坏后，肿瘤侵及软组织，形成软组织肿块。若发生于骨膜，可向内破坏骨皮质，骨膜可出现反应骨甚至Codman三角，但很少见。若发展迅速，肿瘤边缘模糊，很少有骨膜反应。

## 四、病理表现

肿瘤呈灰白色，质地坚实。分化较好的肿瘤切面呈漩涡状，而高度恶性者呈均质性鱼肉状。肿瘤可穿破骨皮质而侵入软组织，因此要与原发于软组织而侵袭骨的纤维肉瘤区分开来二两者的镜下图像相同，因此一般认为如肿瘤大部分在软组织内，可视为软组织的纤维肉瘤；若两者波及区域相等，可认为是骨的纤维肉瘤。

## 五、诊断与鉴别诊断

本病应与骨恶性纤维组织细胞瘤、骨肉瘤以及其他纤维性良性肿瘤或瘤样病损相鉴别

## 六、治疗

按术前外科分期，确定大块切除或根治性切除（截肢或关节解脱）。有条件者可施行保肢手术。肺转移病灶应予以切除。化疗不如骨肉瘤敏感，但术前和术后应进行化疗。放疗无指征。

## 七、预后

预后较骨肉瘤为好。5 年存活率为 26.8% ~ 33.3%。若分化好，发现早，手术彻底，则预后较好。

（李保杰）

# 第四节　骨髓瘤

## 一、概述

骨髓瘤是起源于髓腔网状组织的恶性肿瘤，多发性的称为"多发性骨髓瘤"或"骨髓瘤病"。瘤细胞形态似浆细胞，故又称"浆细胞瘤"。单发性骨髓瘤又称孤立性骨髓瘤，临床罕见，有学者认为，这是多发性骨髓瘤的早期表现，但目前大多数学者认为单发性骨髓瘤作为一种独立的临床类型是存在的。故 WHO 强调，单发性骨髓瘤的诊断必须十分谨慎，因为许多单发病例可发展为多发性骨髓瘤。肿瘤的特征是广泛的溶骨性破坏，伴有顽固的贫血、高血钙、肾功能紊乱和抗感染能力降低。其他表现如淀粉样物质沉积、血凝固紊乱、冷球蛋白血症和血清黏稠度升高。

本病多由内科治疗，骨科所见病例均系有骨的并发症，如病理性骨折，故统计数字常不准确。从骨科的分析资料来看，它占瘤总数的 1.7%，占恶性肿瘤的 5.97%，按 Dahlin 的分析，它占恶性骨肿瘤的首位（45%）。从统计资料来看，远东人群的发病率远较欧美人群为低。男女之比为 2.5 : 1。多发于 40 岁以上的患者。好发于脊柱、胸骨、颅骨和肋骨，也可发生于股骨和胫骨等长骨。

## 二、临床表现

主要症状是疼痛，多发生于白天。行走、活动和锻炼均可加重疼痛，故在腰部疼痛会被误认为腰椎间盘突出、坐骨神经痛等。软组织肿胀较少见。20% 患者是因病理性骨折而发现。可早期出现 M 型血清和尿蛋白。由于骨的广泛破坏，可出现高血钙和氮质血症。Bence - Jones 蛋白仅发生于 60% 的患者，因也可发生于其他许多疾病，不是骨髓瘤的特异表现。

## 三、X 线表现

骨髓瘤的 X 线特征是"轧孔"状骨缺损。病损大小不等，不规则，多半呈圆形或椭圆形。骨膜反应极少，骨皮质轻度变薄。在椎体上，有时类似严重的骨质疏松。骨吸收可能是由于破骨细胞激活因子即一种动员钙的多肽，能激活骨吸收区的破骨细胞。

## 四、病理表现

肉眼可见髓腔被胶冻状紫红色或暗红色瘤结节充塞。骨松质破坏后可形成囊腔。骨皮质变薄，也可发生溶骨性破坏，肿瘤组织可延伸至周围软组织。镜下观察：肿瘤组织内细胞很丰富，但细胞间无支持性间质或很少。瘤细胞大小和形状比较一致。形状类似浆细胞，呈圆形或椭圆形，核偏于一侧，胞质丰富，核周围的胞质常淡染。浆细胞可产生免疫球蛋白。半数以上可产生 IgG，其次为 IgA、Bence - Jones 和 IgD。

## 五、诊断与鉴别诊断

本病的诊断需与老年性骨质疏松症、甲状旁腺功能亢进症、转移性骨肿瘤和骨巨细胞瘤等相鉴别。

# 六、治疗

　　骨髓瘤存活率的提高主要是着重于感染和肾功能衰竭的防治，加上按病理生理机制的认识，采用化疗以改善患者的预后。目前采用的五药常规，即左旋溶肉瘤素、泼尼松、环磷酰胺、长春新碱和卡莫司汀较为有效。此外，配合使用放疗和免疫可进一步改善疗效。

# 七、预后

　　分化好者预后较好，分化差者预后不良。一般认为骨髓瘤发病后仅能生存数个月或 2 ~ 3 年，个别病例可达 10 ~ 20 年。

（李保杰）

# 参考文献

[1] 黄振元. 骨科手术 [M]. 北京：人民卫生出版社，2014.

[2] 霍存举，吴国华，江海波. 骨科疾病临床诊疗技术 [M]. 北京：中国医药科技出版社，2016.

[3] 胥少汀，葛宝丰，徐印坎. 实用骨科学 [M]. 北京：人民军医出版社，2015.

[4] 邱贵兴，戴尅戎. 骨科手术学 [M]. 北京：人民卫生出版社，2016.

[5] 胡永成，马信龙，马英. 骨科疾病的分类与分型标准 [M]. 北京：人民卫生出版社，2014.

[6] 马信龙. 骨科微创手术学 [M]. 天津：天津科技翻译出版有限公司，2014.

[7] 雒永生. 现代实用临床骨科疾病学 [M]. 陕西：西安交通大学出版社，2014.

[8] 汤亭亭，卢旭华，王成才等. 现代骨科学 [M]. 北京：科学出版社，2014.

[9] 唐佩福，王岩，张伯勋等. 创伤骨科手术学 [M]. 北京：人民军医出版社，2014.

[10] 张静. 骨科围手术期康复 [M]. 北京：人民卫生出版社，2014.

[11] 王坤正，王岩. 关节外科教程 [M]. 北京：人民卫生出版社，2014.

[12] 刘玉杰. 实用关节镜手术学 [M]. 北京：化学工业出版社，2017.

[13] 马信龙. 骨科临床X线检查手册 [M]. 北京：人民卫生出版社，2016.

[14] 赵定麟，陈德玉，赵杰. 现代骨科学 [M]. 北京：科学出版社，2014.

[15] 阿尔温德·巴韦. 现代脊柱外科技术 [M]. 梁裕，译. 上海：上海科学技术出版社，2016.

[16] 刘尚礼，戎利民. 脊柱微创外科学 [M]. 北京：人民卫生出版社，2017.

[17] 邱贵兴. 骨科学高级教程 [M]. 北京：人民军医出版社，2014.

[18] 裴国献. 显微骨科学 [M]. 北京：人民卫生出版社，2016.

[19] 任高宏. 临床骨科诊断与治疗 [M]. 北京：化学工业出版社，2016.

[20] 裴福兴，陈安民. 骨科学 [M]. 北京：人民卫生出版社，2016.

[21] Sam W. Wiesel，Mark E. Easley. Wiesel 骨科手术技巧：足踝外科 [M]. 张长青，译. 上海：上海科学技术出版社，2016.

[22] 郝定均. 简明临床骨科学 [M]. 北京：人民卫生出版社，2014.